自分らしい最期を生きる

セルフ・スピリチュアルケア入門

社会医療法人財団大和会
在宅サポートセンター長
森　清

教文館

はじめに――多死時代を迎えて

私たちの国は、一年間に一二〇万人以上の方が亡くなられる多死時代になりました。しかし、死が日常になったわけでも、死を忌み嫌わなくなったわけでもありません。つまり、いつでも、隠された死が、必ずどこかにある時代になったということです。

近年は高齢化が進んでいるため、社会保障給付費が毎年一兆円ずつ増え続けていますが、税収は伸び悩んでいます。そのため、税金を使う生活保護・人権擁護・虐待対策などといった福祉事業はすでに金額的に限界になっています。また、老人介護福祉施設、とくに特別養護老人ホーム（特養）における働き手の不足の問題は深刻なものとなっています。このような状況を踏まえて、厚生労働省はプロジェクトチームを組織して「在宅医療・介護推進」を推進することを決めました。二〇二五（平成三七）年を目途に、高齢者の尊厳の保持と自立生活の支援の目的のもとで、可能な限り住み慣れた地域で、自分らしい暮らしを人生の最期まで続けることができるよう、地域の包括的な支援・サービス提供体制（地域包括ケアシステム）の構築を推進することになりました。

私は介護保険制度の始まる以前から訪問診療に関わってきました。当初から、生活の中で生き、生活の中で死ぬというあたりまえのことが、あたりまえに実現できない現実を見つめ続けてきました。家にいたいのに、施設へ入所することになってしまった方、もう入院したくないと思いつつも、善意ですすめてくれる人たちに気を遣って入院することとなり、そのまま自宅に帰れなくなってしまった方を見送らざるを得なかったことも多くありました。しかし、自分にとって何が大切で、何に価値を見出して生きてきたかを明確にされ、最期を喜びと自信、誇りの内に過ごされた方も多くおられました。その方々は家族友人らを愛しつつ、また愛されつつ、最期までご自宅で平安に過ごされました。

多くの患者さんは、病院での表情とはまったくちがったお顔を私たち医療スタッフにご自宅で見せてくださいます。その、とてもすてきな笑顔は、私たちの医療の成果と言うよりも、自宅というパワースポットのなせる技なのだと思います。病院にいる人は「病人」です。しかし、私たちはどんな病気があったとしても病人ではなく、人間でありたいと思っています。病院で一番偉い人は院長ですが、自宅では、少なくとも自分のベッド（ふとん）の上では、自分が「主《あるじ》」です。私は、このような生活者の生活の場における幸福の追求をめざし、生活者の傍らでともに悩むことにより、「あたりまえの医療」を介して「あたりまえの生活」の実現をめざしてきました。

自分の死、あるいは家族の死が、逃れられない事実として目の前に置かれた時、人はなぜ病気になったのか、なぜ死ななければならないのか、なぜ生きるのかという問題に悩み苦しみ、「心の痛み」を覚えます。この「心の痛み（スピリチュアルペイン）」と向き合い、どのようにそれを受け入れるかによって、人生の最期の時間の過ごし方そのものが変わってきます。

本書は、在宅医療の視点から、一人で悩んでおられる方や、「どのように悩んだらよいのか」わからない方のための手引きです。「生きることの意味」、自らのスピリチュアリティを見つめ直すことによって、自分の力で心の痛みを解き明かし、折り合っていくことができます。そうした作業から得られる新たな気づきと、さまざまな感謝を周囲の方とともにわかちあう中で、より充実した人生を送っていただくことができますようにと願っています。

＊ 本書では、個人情報保護の観点から、紹介する症例やエピソードはすべて複数の事例を組み合わせて収録しています。

目次

装丁　長尾　優

1 尊厳をまもられた死とは

「尊厳（死）」ということばがしばしば使用されますが、その意味を厳密に考えることは難しいようです。私は医師として、患者さんご本人から、あるいはご家族からも「尊厳（死）でお願いします」と言われたり、「尊厳を重んじる形で、最期、よろしくお願いします」と依頼されることがあります。しかし、ひと言で「尊厳」あるいは「尊厳死」と言っても、その意味は一人ひとり、少しずつ違うようです。

ある九〇歳男性のときのことをお話しします。その男性は、前頭葉側頭葉型《そくとうようがた》認知症でした。勤務時間中に帰宅してしまうという症状から始まり、次第に認知症が進んで動けなくなり、ついに食べられなくなったため、ご家族の方々が相談に来られました。ご家族は、「尊厳（死）でお願いします」と言われました。「延命の希望をされないという意味でしょうか？」と尋ねますと、過度の延命を希望しないとのことでした。具体的な処置についてお話しをしていきますと、ご家族の間で、意見が割れてしまい、とうとう方針が定まらなくなってしまいました。

奥様は、点滴（末梢《まっしょう》静脈《じょうみゃく》栄養法）はしてもらいたいが、それ以上は「結構です」と言われました。息子さんは、「点滴をしないでほしい」「何も治療はしないでほしい」と言われました。娘さんは、「胃ろうや高カロリー輸液とかすれば、ちゃんと栄養が入るのだから、そのようにしてください」と強く主張されました。どなたも、「尊厳を重んじる方法で、お願いします」と言われていた方々です。家族会議を開いていただき、何度も話し合っていただきました。尊厳の形は三通りあってもかまいませんが、ご本人の身体は一つです。どれか一つの方針に決めないといけません。ご家族は、よく話し合われました。

いつも介護されているのが奥様であったこともあり、最後は、お子さんたちは、「お母さんの考えに逆らわないし、応援するよ」と、同意してくれました。ご本人に対する愛情は三人とも、同様に深くあり、私欲や憎しみで判断された方はおられませんでした。それでも、「尊厳」の形には、理解の違いがあったのです。

奥様は、「がんこな夫だったので、何度か離婚も考えたけど、まじめに働いてきた人だから、最期はちゃんと看てあげようと思うのよ」と言われました。そして、そのことば通りに、点滴を一日中流し、発熱したときは解熱剤の座薬を挿肛し、膀胱炎などが疑われる時は、抗生剤の点滴を見守り、常に夫の状態を見て細かいところまで気を配ってケアを続けられました。ときには、奥様の介護負担を軽減するべく、息子さんや娘さんが手伝いました。

最期の時、御一族が集まって、お孫さんたちも輪になって、その時を迎えられました。お祖母さまから孫たちへ、「今、おじい様が亡くなった」と説明されると、お孫さんたちは、その場で少し泣かれて、子どもたちは、介護に尽された母親の労をねぎらい、ほめたたえられました。不思議とみなさん笑顔で、お父様の着替えを手伝っておられました。

息子さんにとって、お父様は、「がんこだったけど、まじめで、よく働く父親だった」とのことでした。「だからさ、今のおやじは、もうおやじじゃないように思えてね。きっと、もうこれ以上の延命はしてほしくないって言っていると思うんだよ」と語られたのを覚えています。娘さんは「父は、本当にやさしい父で、ほしいものはなんでも買ってくれたし、思い出もたくさんあります。だから、生きていてくれるだけで、私、満足だったのです」と涙ながらに思い出を語られました。

それから、一、二週間した頃、奥様とお話しした時に、奥様は次のように語られました。「私が、同じような状態になったら、点滴もしない、自然に最期を迎えたいと思いました。点滴は、本当は、私が夫にそうしたかっただけで、本人が何か言っていたわけではなかったのです。あの時、尊厳、尊厳って言っていたけど、尊厳って、結局は私の自己満足だったのかもしれませんね」。

自己満足と尊厳の関係は、今後、多くの識者や知恵者が、わかりやすく説明してくれる時代が来ると思います。読者の皆様も、この点では、なにかしらのご意見や感想を持たれたことと思いますが、いかがでしょうか？

介護保険制度制定（二〇〇〇年三月）以前には、地域によってはご近所の方々が助け合う仕組みがありました。一人暮らしの高齢女性が膝を痛め、さらに足首の傷から菌が入り炎症が広がり蜂窩織炎《ほうかしきえん》になり（手や足の指の先端にできた蜂窩織炎は「ひょう疽《そ》」と言われます）、外出することができなくなると、隣の家の人がご飯を運び、向いの家族が、一日数回変化はないかと覗きに来られるということがありました。そのような仕組みの中で、私は往診を行い、抗生剤を処方し、安静とリハビリを指導しました。この高齢女性の危機の傍らにいることは、医師としてどこか誇らしくもありました。幸い、ご近所からの緊急通報もなく、しだいに蜂窩織炎も治り、膝の痛みも取れ、彼女は一週間ほどで歩けるようになりました。その時点で、私が気づいたことには、なんと、この女性とご近所の方々との仲は、とても悪いということでした。普段、あいさつはするけれども、お互いの悪口を言い、かげ口も言うのです。ただし、いざ困ったことが起きた場合には、お互いに助け合うのです。

日本には「村八分になった人にも、葬儀と火事は手伝う」ということばがありました。ある意味での危機管理が、私たち日本人には昔からあったのかもしれません。

とはいえ、介護保険以前には、社会制度としてそのような仕組みなどはまったくなく、病気になるととても大きな負担と困惑が試練となって個人と家族を襲うことが多くありました。ですから、二一世紀の介護・福祉・医療の連携の大きな発展は、生活者の幸福に貢献したと言えるでしょう。また、緩和医療の技術も全国に広まりました。痛み・嘔気《はきけ》・呼吸苦（息苦しさ）は、とてもよくコントロール（制御）することができるようになりました。かつては病気療養を「闘病」生活と呼んでいたように、肉体的痛みに耐えるよう強いられることが多かったのですが、医学の技術の進歩により、二〇世紀と比較すれば、今世紀の「闘病」は、肉体的には、飛躍的に快適に過ごすことができるようになってきたのです。

今日では、ほとんどの方が、病名告知を受けており、自分の病気のことを理解しています。このような最期の空間で、肉体的苦痛以外で、深刻な問題として迫ってくるものは何でしょうか？

痛みや悩み事がある時は、何とかならないか（痛みがなくならないか）と考えながらも、治療に耐えたり、そのつらさに気持ちを集中させます。今日では、がん性疼痛のほとんどは緩和できるため、どこかの時点で、病気はあるが、痛みがない時期をすごされる方がほとんどです。この時になって、病むことの意味、生きることの意味、生きてきたことの意味などを考える方が多いようです。たとえこの病気が治ったとしても、人には寿命があり、いつかは死ぬのですから、今生きていることの意味や死についても考えるようになるのです。

「痛み」には意味があるのでしょうか？　画鋲を踏んでしまうと足にとても強い痛みを覚えます。しかし、痛みがあるからこそ、画鋲を踏んだことに気づくことができます。画鋲を抜き、傷の処置をすれば、その傷はおそらく数日後には治ります。痛みにより、画鋲に気づき、また「己の不注意」にも気づくことができるのです。次からは、注意して歩きますし、画鋲が落ちないようにと画鋲の扱い方にも注意を払うようになるかもしれません。このように、ほとんどの痛みには、「意味」を見出すことができます。しかし、明確な「意味づけ」をすることのできない痛みもあります。また、解決しない痛みもあります。どうしてこんな目にあうのかと思うと、たいていの人にやり場のない「怒り」がこみ上げてきます。当人にとっては「正当な怒り」であっても、その怒りを八つ当たりされた人たちにとっては「迷惑」でしかありません。怒りは抑えなくてはなりませんが、痛みに意味づけもできない状況に身を置くことに、私たちは「孤独」を感じます。そもそも意味づけできない痛みを持つ意味とは何でしょうか？

私たちは困難やつらい経験により、自分の弱さを自覚しますが、苦難から得る多くの気づきによって支えられています。過去のつらい経験や失敗の経験が、現在の自分を築き上げていることを私たちは自覚しています。そのことは頭では理解できてはいても、やはり苦難も弱さも引き受けたくはないものです。ましてや、世の中では、多くの理不尽な目に遭います。中でも、不条理な死や、病気を受け入れることを強いられるのは、とてもつらいことです。自分が病気になることも、それを見守る立場になることも、私たちには、その本当の理由が明確にはわかりません。あるヘビースモーカーの男性が、肺がんを患った時に、彼は「どうして俺ががんになるんだ」と言いました。周囲も主治医も、「たばこの吸いすぎのせいです。喫煙が肺がんの原因です」と言いました。しかし、本人が問いかけている「なぜ」に求められている答えは、病気の原因が何であるかといった医学的な説明ではなく、心の問題、スピリチュアルなものです。ただ、自分ががんであるという事実を受け入れられずにいる彼は「俺よりも多くのたばこを吸っているあいつら（多くの友人）はどうしてがんにならないんだと思ってしまうんだよ」と反論してしまいます。おそらく友人たちは、前向きに「他人と比較してはならないと思うよ」とか「肺がんが治る可能性も高いと思うよ」などと、励ましてくれることでしょう。

彼が、今突きつけられた「病む」ことの意味を考えることは、おそらく、彼にとって「生きること」の意味を与えるものになります。しかし、ほとんどの友人たちは、そのように導く（ナビゲートする）ことはできません。私たちが受ける苦難にも、屈辱にも、意味があります。その意味への気づきを得るまでには、悩んだり、沈黙したり、絶望したり、あるいは、叫んだりすることも必要な過程（ステップ・プロセス）かもしれません。

肉体的な苦痛が取り除かれることだけが、その人を幸福にするとは限りません。多くの現実と向き合うことは、つらいことです。介護保険制度ができ、医学医療が進歩し、時代も状況も変化してきました。しかし、どのような状況でも、どのような時代にも、一人ひとりのスピリチュアリティ、「心」は厳として存在しています。近年はむしろ自らの心の痛み、スピリチュアルペインを感じる方が増えているように感じられます。そして、あたりまえのスピリチュアルペインを周囲の方々が理解できなかったり、その痛みから学んだことを周囲とわかちあえなかったりすることが多いのが実情です。

2　スピリチュアルケアとは

がんなどの病気を患うと、自分の人生や命に対して、むなしさを感じたり、無意味さを感じたりすることがあります。こうした、生きることの無意味、無目的、無価値、虚無、孤立、疎外等々について、「終末期がん患者における実存的苦痛」を学術的には「自己の存在と意味の消滅から生じる苦痛」と定義しています。また、この実存的苦痛については、村田理論[1]を参考に述べますと「時間性の痛み」、「関係性の痛み」、「自律性の痛み」という三点に分類することができます。

① 時間性の痛み……「もう先がない」、「ただ死ぬのを待っているだけだ」と思うことにより（将来の喪失により）「生の無意味」を感じてしまうこと。

② 関係性の痛み……死により（また状況により）周囲との関係の消滅（または希薄さ）を感じることにより、「孤独」「自分一人取り残された感じ」「死後にどこに行き、だれと

会うのか」を考えること。孤独感と関係性の喪失の中から、「自己存在の無意義（意味喪失）」「虚無」を感じる。ただし、一人でいることと孤独感は異なる。

③ 自律性（尊厳）の痛み……「自分で排泄ができない苦痛」「他人に迷惑をかけてしまってつらい」気持ち。自律と生産性の喪失により、自分の生が無価値に思えること。

これらの痛みを解析し、分類し、それぞれに対応したうえで、痛みにある人たちに、寄り添うことが、傍らにいる私たち医療者がめざす「スピリチュアルケア」です。

スピリチュアルケアということば

「スピリチュアルケア」とは、このように、自分の人生や命に対して、むなしさを感じたり、無意味さを感じてしまった、「生きる意味のわからない人への配慮《ケア》」のことを言います。

ケアが必要となる原因を作る心の傷み、スピリチュアルペインとは、そもそも欧米で、人々がキリスト教の信仰を持つだけでは解決できなかった、生と死に関わる「自分自身の存在の意味」への問いかけを指すものでした。

日本の社会では、スピリチュアルケアを「守護霊を呼び出す行為」などを意味するものと思われる方も多いようですが、この事柄が考えられた当初は「パストラルケア」と呼ばれていました。このパストラルケアは今日では、「牧師や神父による信徒の魂への配慮」ということから、牧会・司牧の現場や、「キリスト教カウンセリング」として、キリスト教的な視点で行うカウンセリングとして発展しており、これらの中でも「スピリチュアルケア」の問題が語られています。

世界保健機関（WHO）では、健康の定義を「健康とは、病気でないとか、弱っていないということではなく、肉体的にも、精神的にも、そして社会的にも、すべてが満たされた状態にある」としています。一九九八年にこの健康の定義を改正する新しい提案がありました。静的に固定した状態ではないということを示す「ダイナミック」を加え、さらに人間の尊厳の確保や生活の質を考えるために必要で本質的なものとして「スピリチュアル」と言う字句を付加することが提案されたのです(2)。

この提案について、WHO執行理事会では、賛成二二票、反対ゼロ票、棄権八票という結果で総会提案とすることが採決されました。しかし、日本などをふくめ棄権した国が八か国もあったことを重くみたのか、また審議の緊急性もないため、WHO総会では審議入りせず、「健康の定義の改正」として採択もされていません。

欧州では、この改訂案はスムーズに受け入れられる内容であったのに対し、日本をふくむアジア諸国ではスピリチュアル（spiritual）とメンタル（精神的、mental）の区別があいまいであることから、このような健康の定義の改訂に懐疑的になる傾向があったのかもしれません。

欧米人なら、心の痛みや苦しみ、すなわちスピリチュアルペイン（spiritual pain）を伴わない人の死は、「犬や猫の死とどうちがうのか」と、疑問を投げかけるかもしれません。世界共通の「ことば」や「概念」を定めることは、容易なことではなさそうです。

どんな人でも、健康な人でも病気を持つ人であっても同様に「死に対する不安」はあり、日本人にも、もちろんスピリチュアルペインはあります。ただし、医療者に「日本人にスピリチュアルペインはあると思いますか?」と訊ねてみますと、半数の人は、「ない」と答えます。なぜなら、「スピリチュアルペインを感じるのは、メンタル（精神）の一部だから」という意見が大半でした。そして、そのように答えられた医療者が、医師として、とてもやさしい名医であることや、看護師として人格者である看護師長であることも多く、これもまた一つの確かな見識なのだと思います。このようなこと一つをとってみても、我が国でスピリチュアルケアが広まるにはまだまだ相当な年月が必要のようです。

スピリチュアルペインとは、人間に共通の、すべての人が人間であるが故に感じる痛みですから、信仰の有無によらず、全人類の共通の痛みの感覚であります。

本書では、医療者の視点から、最期まで自分らしく生きることに喜びを見出していただけるように、信仰の有無によらず、どなたにでも理解できるものとして「スピリチュアルケア」を考えたいと思います。

この「痛み」にはどんな意味があるのか?

私たちは、私たちのまわりに起きた出来事や出会いに、意味づけをしてしまう傾向があります。恋する若者は、自動販売機の前で好きな人が同時に同じ飲み物を選んだときなどに「これは運命だ」と思ったり、二人が同じ趣味を持っていることがきっかけで仲良くなったり、小さな「意味づけ」を積み重ねながら、やがて自分にとって欠かせない存在として、相手との結婚を決意します。その反対に、私たちは、受け入れがたい苦痛にも意味づけを試みます。これは人間の習性で、意味づけできないときは、その出来事を忘れようとさえすることがあります。しかし、愛されている事実の中において、私たちは「痛み」に前向きな意味を与えることができます。私たちは、この時、「生きる意味」を感じ、「生きる力」を得ることができます。

私が若かった頃に担当した患者さんの一人に、女子中学生がいました。彼女は、心臓の手術を受けました。私が出会った頃も現在でも、三歳までに手術が行われるべきとされている先天性心疾患でした。けれども、彼女が生まれた当時は医学の進歩を待たなくてはならなかったのです。医学史上の十数年であれば、短い期間とされることでしょうが、少女にとっての十数年はもっと重い意味を持つものでした。

小・中学生時代の運動制限や食事制限にも笑顔で耐えてきた彼女への手術は成功し、顔色もよくなり、元気に退院しました。退院の時に、主治医は「もっと早く（できれば三歳までに）手術をしてあげられたらよかったのにね。ごめんね」と彼女に話されていました。数日後、お礼の手紙が彼女から届きました。「『三歳の時に手術をすればよかったね』と声をかけていただきましたが、私は中学生の時に手術を受けることができて、よかったと思います。入院して、人生のことなどを考えることができました。聖書も読み、教会にも行くようになりました。将来は福祉の道に進みたいと思うようになりました。本当にありがとうございました」。

この主治医チームに参加した小児科医・心臓血管外科医のリーダーたちは、その病院から、アメリカに派遣されて医師として研修を積み、指導医となって帰ってきた医師たちでした。彼らの努力と熱意が十分に報われたことを当時は研修医であった私もともに喜ぶことができました。他方、この少女も、この時の出会いと、彼女自身の状況を感謝をもって受け入れることができたという奇跡にも、ともに喜ぶ幸いを感じることができました。苦しい状況や痛みが、その人の不幸を決定するのではなく、幸せは自分で決めるものだということ、そして、私たちの心のありようが幸せを導き出すのだと教えられた出来事でした。

しばしば、「絶望」は〈「苦悩」引く「意味づけ」〉(despair=suffering−meaning)と言います。「意味のない苦痛に耐えることはできない」とか「意味づけされない苦脳は受け入れがたい」などと表現されます。しかし、現実には、明確に意味づけできない苦痛に耐えることが、私たちに求められることが多いのです。

近年、統合失調症の方々の当事者研究などから明らかになったことの一つは、「自分の感覚の意味づけができない苦痛」が当事者である患者自身を苦しめていたということです。たとえば、熱いお茶碗に触ったら、「熱い」と感じることができ、そのお茶をすぐには飲もうとしないように、私たちは痛みによって危険を察知することができます。私たちは、無意識に苦痛〈痛みや苦しみ〉に意味を与えたり、意味を感じるということができるのです。また上手に意味づけができない時には、その経験そのものを忘れようとします。しかし、〈生きる意味を見いだせない苦しみ〉であるスピリチュアルペインに、意味を与えたり、忘れようとするのは容易なことではありません。それらの苦痛をありのままに受け入れ、ただ耐えているだけの方が、楽なこともあります。しかし、私たちは、あれもこれもと知恵をめぐらしてしまい、そのことによって、さらに苦しみを感じる存在のようです。

死を受け入れるまでのプロセス

意味づけできない苦痛を前に、私たちは、答えを求めたり、わからないけれども医師や神にすべてをゆだねてしまおうとしたり、忘れようとしたり、ときには屁理屈をこねた意味づけを行おうとします。私たちは意味づけできない苦痛や受け入れがたい困難に直面すると、「否認」「怒り」「取引」「抑うつ」といった症状や感情を引き起します。これは、精神科医エリザベス・キューブラー・ロスが『死ぬ瞬間』[3]の中で述べている「死の受容へのプロセス」でもあります。以下、簡単に説明します。

(1) 否　認

がんの告知などを受けた時、「そんなはずはない」と心の中で否定されるのは、ふつうのことです。時には告知を受けたことすら忘れてしまい、「そんな話は聞いていない」と言われる方もおられます。事実を事実として受け入れるのに、しばらくの時間が必要となります。

(2) 怒　り

これは、なぜ自分ががんなんだと、怒ることに限りません。実際には、感情としての「怒り」がはじめに生じ、周囲にあるものに敵意など否定的感情を抱くことが多いようです。「そういう言い方はないじゃないか」「もっと、やさしく言ってほしかった」「どうせなら、もっと大きな病院で診断を受けたい」といった気持ちを持ちます。そのため、ときには心配してくれる友人や担当医療者と関係を悪くしてしまうこともあります。

怒りとは、正常の反応であることを理解しておくのはとても大切なことです。相手に過失があり、自分が正しい場合に「怒り」が生じるのだと思い込みやすいのですが、そうとは限りません。相手のことを、その人はどこも悪くないとわかっているのに、怒りを覚えてしまうのは実はふつうのことなのです。

怒りのうちに身を置くと、一時的であれ「生きる力」を得たように感じることができます。敵をのろい、他人の不幸を願うことは、パワー（力）を与えてくれるものです。まるで、自分の生きる意味であるかのように錯覚をすることがあるのです。けれども、怒りは否定的なエネルギーをとても強く持っていますから、この怒りに身をまかせるのはとても危険なことです。

このような否定的なエネルギーの放出の蓄積は、心のバランスを失わせますので、絶対にしてはいけません。おそらく、どなたも、人生の中で一度は、このような気持ちに支配された体験はあるかと思います。しかし、「感謝の心」の中に見出される「おだやかな平安」は、このような怒りの中に見出すことはできないのです。

(3) 取 引

「怒り」が静まりますと、今度は何とか死なずに済むように神様や、あるいは自分自身と心の中で取引をするようになります。神様や自分自身に対して、無理な約束をします。そして、その約束を果たすことは困難であるため、本人の罪悪感は大きくなります。時には、そのために罰を受けたいと感じたり、不合理な不安感を抱くことになります。多くの日本人の場合は、多少複雑に周囲の人や自分自身と「取引」をしているように見受けられます。たとえば、「仕事のストレスでがんになったのだから、仕事を辞めることにする。きっと病気も治る」などといったことです。場合によっては、周囲の方々にとって理解しがたい決断をされることもあります。本人は必死ですから、なだめたり、やめさせたりするのは簡単にはできません。しかし、このような取引や約束によって、心が満たされることはまれです。患者が「取引」の状態に入っているのに気づくことができる医療者や友人は、ほとんどいないかもしれません。もし気づくことができたとしても、その取引の結末は「悲劇」か、否定的な結果になることが多いことを心しておく必要があります。

(4) 抑うつ

がんなどの病気があることを認め、受け入れることにより、気持ちが沈み、ときには何も行動ができなくなることもあります。前段階の「取引」の過程で、神様との約束や、自分自身との約束が正しく果たせず、気持ちが落ち込むこともあります。ただし、友達や、やさしくそばにいてくれる人がいることで、慰めを感じる時期です。神様は私たちに、自分自身の不十分さ、弱さを理解させようと、そして、神様ご自身がそばにいてくださることを、このような形で伝えようとしておられるのだと思います。

この「怒り」「取引」「抑うつ」の期間に、周囲に対して非常識なことを言ったり、失礼な態度や行為をしてしまう方が多くおられます。大切な友人に対して、怒鳴ってしまったり、約束を突然キャンセルしたり、大切なお話のときに居眠りをしてしまったり、他人の成功に腹を立てたりします。この期間で、大切な友人を失ってしまう方も多くおられます。感情が不安定な時には、行動を慎み、静まって、信頼できる方に相談することをおすすめします。

(5) 受 容

その後、気が滅入ったり、憤りを覚えることもなくなります。根治治療を受ける気力がなくなり、なにもしたくないと感じたり、一人でいたいと感じることもあります。永遠の眠りに入ることを受け入れ、天国に行くことを待ち遠しく思う人もいます。この時期が、「受容」であるのか「あきらめ」であるのかの区別は時に難しいこともあります。また、本人がご自身の死を受け入れていても、家族が大切な人を失うことを受け入れられずにいることもめずらしくありません。家族が、大切な人を失った時に「笑顔」を見せることができるために必要なことは、三つあると思います。一つは本人が告知を受けていることです。二つ目は家族が介護に関わっていることです。三つ目は、介護にあたる家族、介護者自身が健康であることです。ただし、この三つがそろっていることはまれです。その場合の対応は12章を参考にご検討ください。

最期は笑顔で

自宅で最期を迎えることができる方は、いまでも少数です。また、そのような見送りを体験された方々もまだまだ少数派です。もちろん、大好きな家族を見送ることはつらいことです。しかし、大切な家族への介護と看取りに関わることができたことは、誇りに思えるほど大切なことです。在宅医療を始めたときに、私が受けたもっとも強い感動は、見送りを終えた家族の笑顔でした。自宅で息を引き取られたという連絡を受け、いそぎ伺うと、家族が笑顔で、私を迎えてくださることでした。目にはいっぱいの涙をため、悲しみつつも微笑まれて、私たち医療者を家に迎えてくださったのです。

出会いには別れがつきものです。受け入れねばならない「別れ」や「死別」は悲しいものですが、最期の時をともに過ごすことができた人は、大切な人との最期の思い出をともに完成させることができたのだと感じられるようになるのです。そして、その方との出会いを心から喜び感謝することができるのです。

3　スピリチュアルペインを乗り越えさせてくれるもの

死を前にして感じる、自分自身の存在そのものに対する苦痛「スピリチュアルペイン」には、三つの分類があることを前章で紹介しました。本章では、この三分類を一つひとつ見つめ、スピリチュアルペインを乗り越えるためのヒントについて、ともに考えてみましょう。

時間性の痛み――未来・将来への希望を持つ

「時間性の痛み」とは、「もう先がない」、「ただ死ぬのを待っているだけだ」と思うことにより将来がなくなり、現在を生きる意味がなくなってしまうと感じることです。

時間とは不思議なものです。意識しても、しなくても、だれにでも同様に一秒は一秒として流れていきます。とても平等なものです。その平等なものが、まもなく死を迎える人にとっては、先に限りのあることが自分の現実問題となっただけで、きわめて不平等なものに感じられてしまいます。死後の世界があることがわかれば解決するようなものなのでしょうか？　天国があるという確信があっても、やり残したことや残す家族を思い心配になります。

乳がんを患っている三〇代のシングルマザーの方でした。お子さんは一人、小学生のお嬢さんです。りっぱに仕事もこなす、やさしい母として子どもを愛しておられました。乳がんに気づきましたが、仕事が忙しいからがんになったのだと思い、仕事を休めば、がんも治ると自分に言い聞かせて、休職されました。しかし、休職中もがんは大きくなって思い悩むことは、自分が亡くなった後の、子どものことでした。「親である自分」のことを思い悩むようになりました。いつまでも、この世で母親でいることが叶わない。今すべきこととして、子どもを確かな人にゆだねることを決断しました。人の選定も、その決定をいつするのかも、決めなくてはなりません。別れた夫にも相談しなくてはなりません。それは苦痛を伴うものでしたが、子どものためには一番よい方法であると決心するまでの時間の重さは、本人にしか理解できないものであったと思われます。しかし、そのような決断を強いられたことに、不条理を感じたことも、私たちは理解できました。

古代のキリスト教神学者アウグスティヌスは、「この世は神様が、無から創造された」と説きました。当時のギリシャ人たちは彼に、「では、世界創造以前には、時間はどのように流れていたのか」と問いただしました。アウグスティヌスは「時間も神の創造物の一つであり、時間というものは世界が創造されたときに創造されたのだ」と答えたと言われています。

時間について興味深い現象は、認知症の症状の中に現れています。今、食べた食事のことは食後数分で忘れてしまい、「何も食べさせてもらっていない」といつも空腹を訴えている人でも、若い頃や子どもの時のことは明確に覚えています。ひょっとすると、今食べた食事よりも、この人にとっては昔の思い出の方が価値があり、意味があるのかもしれません。認知症を患っている方は、がんの告知を受けても正しく理解していないことがあります。認知症は過去に対する時間軸の障害を起こすものですが、おそらく、未来に対する時間軸の障害もあるからなのだと思われます。それでも、「記銘力障害（認知症）」があっても、周囲の人への心配りが減退しない方もおられます。おそらくは、そのような方は、今・ここに生きる力の障害を伴っていないからなのかもしれません。

このような困難な状況においても、未来・将来に対して希望を持つことによって乗り越えることができます。たしかに問題は解決しておりませんが、問題を解消させる方法はあるかもしれません。「私の事業は、△△さん（あるいは子どもたち）にまかせることができたから安心だ」「天国で○○さんに会える」「死んだ後も天国から見守ってあげることができる」などです。

関係性の痛み――人は一人ではない

「関係性の痛み」とは、人との関係を失い、存在の意味を失い、空虚になることです。死を前にした状況により、周囲との関係の消滅または希薄さを感じることにより、「孤独」や「自分一人取り残された感じ」、「死後にどこに行き、だれと会うのか」を考えることです。人は孤独感・関係性の喪失の中から、「自己存在の無意義（意味喪失）」「虚無」を感じるのです。

私たち人間は一人では生きていけません。一人で生きることもできないような弱い存在である私たちが、一人で死ぬことを受け入れることも、不治の病いを受け入れることも、容易なことではありません。実際には私たちは一人ではなく、家族や医療者、友人知人が多くいます。最近では求めればボランティアとの出会いもあります。その人たちが支えになることもあります。時には、傍らにいてくれるだけにしかならないことの方が多いかもしれません。邪魔な存在に感じる人も、実はあなたのことをだれよりも心配してくれている場合があります。

一人でいることと孤独感は異なります。これについては後程（第10章）、ともに考えてまいりましょう。最近では、高齢者は、子どもたちとの同居を希望しない代わりに、近くに住むことを希望する方が増えています。

ある一人暮らしの女性ががんの末期となったので、夜も心配のため、近くに住む六〇歳の娘さんが泊まり込んでくれることになりました。娘さんは母親が心配で泊まり込むことにしたのですが、ご自身の家庭のこともあり悩んでいました。彼女を心配して、妹さんや弟さん夫妻が援助を申し出て、交代で、また時にはいっしょに泊まり込んでお母さんを看ておられました。やがて、お母さんはおだやかに、安らかに幸せに自宅で亡くなられました。その「最期」を迎えるまでの期間が、予想よりも長くなりましたので、娘さんに「最期は少し長かったので、ご苦労されたのではないですか」と声をかけました。娘さんは「いいえ、兄弟・姉妹がいっしょになって何かをするなんて、もう四〇年ぶりのことでした。きっと、これが、母が最期に伝えたかったことだったのだと思います。ありがとうございました」と、目にいっぱいの涙をためて、微笑んで報告してくださったのです。

自律性（尊厳）の痛み

自律性・生産性を失い、自分が無価値になると感じる心の痛みを「自律性（尊厳）の痛み」と言います。「自分で排泄ができない苦痛」「他人に迷惑をかけてしまってつらい」気持ちです。自律と生産性の喪失により、自分の生が無価値に思えることです。

このように、老化・病気の進行により、昨日できたことが今日できなくなることに気づいた時、人は自分自身の尊厳が傷つけられたと感じます。とくに、トイレに行けなくなることや、おむつを強いられることに耐え難い苦痛を感じるのは人として当然のことです。

だれかに何かを言われたわけでなくとも、単にアドバイスをもらっただけでも、人は傷つくことがあります。とくに家族を介護をしている方が、友人知人から「わたしが夫を（母を）介護したときは、こうしたのよ。だから、あなたもこうしたらいいわ」など経験談を聞くこと自体がストレスになります。当の本人は、そのような解決方法が現実的でなかったり、それができないから悩んでいるのです。悩む私たちは、周囲に忠告・教訓・アドバイスを求めますが、多くの場合、求めても慰めや癒しを得ることができないどころか、善意の忠告ほど本人を傷つけてしまうことがあるものです。

むかしから「他人に迷惑をかけないようにしなさい」と言われ、そのような生き方が正しい生き方であると思っておられる方にとって、介護を受けることは強い苦痛を伴うものとなります。その家族にとっては、介護する方も、介護される方も苦痛を感じるようになります。

「自分のことは自分でしなさい」と厳しく娘さんをしつけた母親自身が、自分で歩いたり、着替えたり、さらにはトイレに行って排泄することすらできなくなった場合、ご本人も娘さんもともに、心理的に複雑な状況になります。「こんなふうにはなりたくない」と思いつつ、娘さんは介護をし、当のご本人も「もう生きていてもしょうがない」と思いつつ、介護を受けられるような状況では、明るい気持ちを持つことはできません。

ときには、「こうなったら、おしまいだよ。飯を食わなきゃ死ねるのに、おやじは飯を食うんだよ」と寝たきりの父親に不平不満をぶつけながら、介護する息子さんもいます。当の父親も「ご飯を食べなければ死ねるってわかっているんですが、飯を食っちゃうんです」と己《おのれ》の業《ごう》の深さを受け入れている方もおられます。このような状況に声をかけることや介入することは簡単なことではありません。

アパート経営をされている一人暮らしの高齢女性は腎不全が悪化し、歩行もままならなくなりましたが、トイレまで歩いて通っておられました。今晩亡くなる可能性が高いということを家族に説明した日も、本人は、膀胱バルーンを挿入されることも、ポータブルトイレを設置されることも拒まれました。彼女は、最期の夜も、自分でトイレに行かれました。翌朝、眠ったままの姿で亡くなられている様子を彼女の友人たちが見つけて、報告してくださいました。しかし、すべての人がこのようにご自身の希望通りに、うまくいくとは限りません。

私たちは、自分のことを自分で決めたり、自分の意思でトイレに行けたりすることに自分の尊厳を感じるものです。反対に、そのような自由がなくなった状況に未来はあるのでしょうか？　病院によっては、病気の状態により、手足をしばる（抑制）を行うこともあります。そのような時に、どうして希望を持てるのでしょうか？　このような苦しみは、自分だけのことではなく、世の常であると考え、時も身も神様かだれかにゆだねるしかないのかもしれません。

このような、自分の価値を自分では感じにくくなっている時こそ、愛されている実感と、感謝する心が、その方を救います。

進行がんを患った九〇代の女性は、ほぼ寝たきりの方でしたが、いつも笑顔で私たち医療者を自宅で迎えてくださいます。「今までの人生でいつが一番幸せですか？」とお聞きすると、いつでも「今です」と答えられます。周囲には感謝のことばを、いつもご家族の気持ちを高めるように声かけたり、周囲を引き上げるような発言をされ、時には私たち医療者まで励ましてくださるのです。私たちも彼女と出会えた特権を心から誇らしく思えました。しかし、「介護を受ける自由」を感じることができない人たちは、少なくありません。

どんなに家族を愛していても、また家族に愛されていても、後に残す家族のことが心配になります。それは、自分の死後のことを考える「時間性の痛み」でもあり、死後は今のような家族関係ではなくなるかもしれないと思う「関係性の痛み」でもありますが、家族に対する責任行動を選択できなくなったという意味では、これは「自律性の痛み」でもあります。

靴をそろえて脱ぐ自由

これは、日本女性初のジャーナリストで自由学園を創立された羽仁もと子先生のことばです。[4]自分で決め、自分の行動について責任をとる生き方を自由と呼び、自律と呼びます。ですから、自己責任・自己決定と、主体回復・自立支援は、言い換えれば自由と自律のことです。靴だけではありません。自分が身につけるべきものも、変えなければならない自分の一面を脱ぎ捨てることも、受け入れて、実行していく過程が自由と自律なのです。靴をそろえて脱ぐことを、自分の自由としてできる人になりたいものです。

4　過去と和解すること

前章のスピリチュアルペインの三分類（時間性・関係性・自律性）とは別に特記すべきこととして、「罪責感」と「罪意識」、そして「過去との和解」を挙げることができます。

心やさしい方は特にそうですが、一般に身近な人が不幸になると周囲は、それを自分のせいかもしれないと思うことはめずらしくありません。両親が離婚すると、子どもは一般に自分を責めます。また、自殺された方の周囲の方々（特に親族）の痛みはとても強いものがあります。そこに「自責の念」が加わり、「ああしてあげればよかった」などと思ってしまいます。自殺は「生きることの無意味性」を周囲に表してしまう行為だからです。しかし、よく見ると、当の本人は「本当は生きていたかった」ことがわかります。私たちは、本人が実は「生きる意味」を見つけようとしていたことを知ることによって、多少ではあっても癒されたと感じます。

過去との和解

過去との和解は、周囲の人との「関係性」の枠組みで議論することも可能かもしれませんが、おそらくそれでは不十分です。独居の男性に最後の望みを聞きますと、「生き別れた妻にあやまりたい」「生き別れた子どもと会いたい」と言われることがよくありますが、これが実現されることは、ほとんどありません。和解することすらゆるされないほどのことをしてしまったのです。

九〇歳の独居男性は、安らかに、自分の老い（老衰）を受け入れつつも、一つの後悔・一つのやり残したこと・たった一つの心からの秘めた願いを持っていました。それは、生き別れた妻と子どもたちに会いたいという思いでした。すでにケアマネージャー（介護支援専門員）らが息子さんたちには連絡していたようですが、離婚した元妻も、子どもたちも会いたくないとのことでした。それだけではなく、たとえ何があっても連絡をしてほしくないとまで言われてしまったのです。それだけのことを彼は過去に、若い時に引き起こしてしまったのでした。ただし、後悔の念だけは伝わったようでした。彼は残した家族のことを心配しつつ、ゆるされることのない過去を抱えながらも、痛々しいほどに安らかに亡くなられました。

がんを患い、一線から退いた元暴力団員の五〇代の男性です。彼はいままで、多くの人たちの人生を棒に振らせたことを自慢していました。がんが進行し、せん妄もありましたが、とくに夜になると、夢の中でうなされるとのことでした。夢の中で、多くの人たちが追いかけてくるのだそうです。かつて苦しめた人たちが、追いかけてくるのだそうです。自業自得と言ってしまえば、それまでのことかもしれません。後悔しているとか、夢の中で懺悔したなどということばを信用してはいけないのかもしれません。しかし、その壮絶さは、人生の過去と向き合い、過去を彼の心象風景の中で解決しようとしている姿には、どこか誠実ささえ感じました。最期は深い懺悔の中、おさない子どもたちに囲まれて、安らかに亡くなられました。離婚した元妻は、一度も見舞いに立ち寄ることはありませんでしたが、子どもたちが父親に会いに行くことだけはゆるしてくれたようでした。

六〇代のがん末期の男性のもとに、実の母親が現れなかったことがありました。本人には、鎮静薬があまり効かず、眠ることもままなりませんでした。奥様の哀願でやっと高齢の実母が見舞いに来られました。彼女はその場にたまたま居合わせた私に向かって語ることから始めました。「以前知り合った医師はいい先生だった。いい先生は、手を握るものですよ」。そう言ってから、息子の手の上に、お嫁さんの手をのせ、その上に自分の手を置かれました。それから、私を見るので、私も自分の手をその上に重ねました。お母さんは言いました「いいところに婿に入ったね。こんなに大きな家に住めたし、奥さんにも子どもたちにも恵まれた。本当によかった。A子さん、ありがとう」。後日わかったことに、この母親は、はじめてこの家に来たそうで、本心では、愛する息子が他家に婿に入ったことを快く思ってはおらず、お嫁さんとも親しくはなれなかったそうです。最期の時に関わるキーワードの一つが「和解」であることをこの老人はよくご存知でした。彼女は、ひととおりのやるべきことを終え、タクシーを呼び、さっそうと帰宅してしまいました。けれども、その後の男性とお嫁さんの心の安らぎは、他人から見てもよくわかるものでした。

しかし、人との和解には限界があります。多くの世の人たちは「人生の努力は、悔いのない別れのためにある」と信じて、日々の努力を惜しみません。しかし、過去に多くの傷を持ち、振り返ることすら耐えがたいと感じている高齢者は少なくありません。夫婦、親子間ですら、しばしば最期の時に、この和解が問われてしまうことがあります。和解できる可能性のある人とは、できる限り仲直りすることをおすすめしますが、すべてが解決できるとは限りません。ときには、自分自身を縛る後悔と罪責感から、さらには人との和解からも解放されるべきかもしれません。

ゆるすことは、あけわたすこと

七〇代の夫婦の例を紹介しましょう。二人は、とても仲がよく、見ていてもまるで新婚さんのようでした。子どもはおられませんでしたが、一、二歳児ほどの大きな人形をとても大切にしておられました。ご主人は末期がんを患っておられ、徐々に弱ってこられました。私が奥様へ、「お話しができるのは、あと数日かもしれません」とお話ししました。「何を話したら、いいのでしょうか？」と尋ねられましたので、「いままでの感謝。たとえば、結婚できて幸せであったことなどです」と答えました。翌日、奥様は「夫に、ゆるしてもらいました。でも、ただ申し訳なくて」と人形を抱きながら、泣いておられました。ご主人は怒っているわけでもなく、以前と変わらず温厚に、ご自分の症状は緩和されており、痛みのないことなどを話してくださっておりました。けれども奥様には、ご主人にゆるしてもらうことが必要だったようでした。何があったのかは、伺いませんでしたが、お二人の誠実な永遠の愛には心を打たれました。

親というものは、たとえ子どもが風邪をひいても、自分のせいにするものです。また「自分のせいだ」と思うのが、あたりまえであるのかもしれません。些細なことであれ、大きなことであれ、つらかったことや、苦しかったことを夫婦でわかちあえた場合、また、互いにゆるし合えた場合には、多くのご夫婦は、晩年にお互いの存在を強く感謝されます。

八〇代のあるご夫妻です。亭主関白で、奥様はしぶしぶですが、従順に永年従ってこられました。ご主人の病気が進み、寝返りをうつことも困難になりつつありましたが、聞くことも会話も十分にできました。ある日のこと、奥様の逆襲が始まりました。ご主人の長年のわがままを批判し始めたのです。私たちの訪問中は、おとなしい奥様でしたので、医療スタッフは気づきませんでした。

本人（ご主人）から、「実は、毎晩、毎晩、夜になると、妻が枕元に来て、二、三時間、過去のことを言うのです」と言われたので、私は、「それは楽しい思い出ですか？」と能天気な質問をしましたら、

夫「いいえ、私の悪口です」。

私「それは、つらいですね。誹謗中傷ですか？」

夫「いいえ、すべてが真実なので、つらいのです」。

私「それが真実なら、謝罪すべきだと思いますよ」。

夫「それができたのなら、四〇年前にやっています」。

私「いまは耐えて、奥様のお話しをお聞きになることが、なによりの罪ほろぼしだと思い

ますが、いかがですか?」

夫「一晩考えます」。

このような会話を、訪問のたびに毎回、ほとんど同じようにしましたので、おそらく奥様もご主人も、大きく変化したり、寛大になったりした様子には見えませんでした。ご主人は最期には自宅で亡くなられましたが、とても安らかな、平安なお顔をされていました。奥様も、不思議と心おだやかにその様子を見ておられました。夫婦のことは、その夫婦にしかわからないと申しますが、最期の時を、このご夫妻は、ご夫妻らしいやり方で、充実して過ごすことができたのかもしれません。

5　家に帰ることの難しさ、自宅にいる不安

どんな人が長く家に住んでいられるか――。それは、とにかく「家にいたい」と強く思い、それを回りに伝えることができる人です。病気になる前、健康で比較的若いうちからでも意思表示をし、周囲にそれを理解をしてもらっていることが鍵となります。入院中であれ、施設に入所中であれ、「家に帰りたい」としっかり主張することが大切です。

しかし、どんなに本人が家にいたいと願っても、周囲の不安や負担が軽減されるものではありません。家族の不安をやわらげられる医療者たちとの出会いも大切ですが、負担や不安をなんとか乗り越えようと思う気持ちが家族にもあることが重要です。その意味で、次の三点が大きなポイントとなります。

① (家族と本人に共通する) 思い出があること

② (本人に) 笑顔があること

③（本人にいつも）感謝の心があること

もし自宅に帰りたいのなら、相談すべきは、自宅の近くにある居宅介護支援事業所の主任ケアマネージャー（介護支援専門員）や、地域包括支援センター、訪問看護ステーションです。信頼できる、親切で優秀な自分のケアマネージャーを持つことができた場合は、それは一つの財産となります。その価値は、入院した場合も変わりません。

本人の思いを子どもたちが理解し、それを実現させてあげようと思う時、周囲にいるケアマネージャーや訪問看護師たちがその思いに応えようとした時、在宅生活はスムーズに移行し、快適なものとなります。これを私たち医療者は、「すべてが同一線上にある」と表現します。最期まで、できるだけ在宅で、快適に過ごさせてあげたいという思いがある場合、患者をケアするすべての人の気持ちは一つの線で結ばれるのです。

帰宅の難しさ——医療の地域格差

自宅へ帰す方法は、一人ひとり違いますし、とても手間がかかります。医療相談員や病院のスタッフは患者を退院後すぐに帰宅させるよりも、状況に応じて、日常生活の向上や在宅復帰を目的とした回復期病棟や、長期にわたる療養が必要な場合には療養型病床への転院、あるいは在宅復帰を目的としたリハビリテーション中心の医療サービスを提供する介護老人保健施設（老健）などの施設入所をすすめることが多いようです。また、退院調整看護師のいる病院も増えてきましたが、病院あるいは看護師によって、対応の質に差があるのが実情です。

その意味では、患者さんのいままでの生活を理解している医療者・看護師・ケアマネージャーがいれば、助けになります。ただし、このことについても地域格差がかなりあります。在宅医療に熱心な、独居の高齢者の対応までも可能な医療者がいる地域と、反対にそのような医療者がまったくいない地域もあります。また、たとえ医療者がいたとしても、状況によっては本人の希望通りにいかないことも多くあります。

難しい帰宅——家族の理解

本人に終《つい》の棲家《すみか》とすることを望むような施設がある場合、比較的スムーズにことが運ぶようです。反対に、お父さん・お母さんが家に帰りたいと言うのなら、最期だけでも親孝行をしようと思う家族もあります。ただ、そうした思いはあっても、夫婦共働きであったり、仕事の関係で離れて暮らしていたり、子どもたちのこともあって、週に数回、親の家へ通うことが難しいなど、さまざまな事情で、家族が高齢者を支えられないことも少なくありません。

さらに、家族との関係が薄く、共通の思い出がほとんどない場合や、親子関係や兄弟姉妹関係が不仲、あるいは疎遠であったりした場合には、自宅への平穏な退院は困難となります。それまでの人生に築き上げてきた人間関係が問われる場面なのかもしれません。

どんなに本人が家に帰りたいと思っても、病気があるだけで、自宅で送る生活にリスクが伴うようになります。とくに自宅への退院に伴う家族の負担が重いことが明らかな場合には、本人の決断に対して周囲が反対することはめずらしくありません。「そんな状態で退院するのですか」「一人暮らしなんて無理ですよ」「施設に入ってくれた方が私は安心できるから、お願いだから入所して」。こうした「安全」を優先する発言には、何が本人の幸せであるかを家族がイメージできないこともあると言えるでしょう。このような状態ですと、「いかにしたら自宅に帰れるか」を家族が積極的に検討することはあまり多くありません。

もちろん、入院したり施設に入ったりしたとしても、危険がなくなるわけではありません。ただ、少なくとも家族や周囲の人は「責任」を感じなくてすみます。本人がどんなにリスクを承知の上で自宅にいたいと言っても、それを周囲が許さないというのはめずらしいことではありません。病をもった高齢者の多くは周囲の「善意」に勝てず、「そんなに心配してくれるなら」と、施設に入ることを決意します。もちろん、自分自身で身のまわりのことができなくなり、自ら決意して施設入所を決められる人も多くあります。自宅で過ごすことと、施設などで過ごすことには、それぞれ一長一短があり、どちらの方が良いと言い切れるものではありません。ただし、在宅で問題が生じたので施設に入った場合、「やはり自分の家のほうがよかった」と思ったとしても、帰宅できることはまれのようです。

自宅へ帰ることで生じる「不安」

入院中も、自分が帰るべき自宅があることを思い描きつつも、病気によっては何か月も帰ることができず、悶々とされている方がたくさんいます。けれども、たとえ周囲の家族や主治医、介護福祉士（ケアワーカー）、ケアマネージャーを説得して、やっとのことで自宅に帰ることができても、病気を持ちつつ自宅で生活をすることには、多少なりとも不安な気持ちが伴います。病院生活から解放されて数か月ぶりの自宅の生活を楽しんでいても、身体が思い通りに動かないことや、この先の病気の進行や急変を予想して、死を前にしたスピリチュアルな心の痛みを感じ、不安に襲われることがあります。在宅での生活を破たんさせる一番大きな障害は、この「不安」です。

このような本人の不安だけではなく、家族など介護する人には本人以上の強い不安が生まれます。「ちゃんと介護できるだろうか？」「今、使っている・飲んでいる薬を正しく理解できていない、どうしよう」「急変した時に正しく対応できるだろうか、その時に、自分は動揺しないだろうか？」などです。

さらにもう一つ、在宅医療で生じる大きな不安は、病気の高齢者本人（生活者）やその家族を支える訪問診療医・訪問看護師・ケアマネージャー・介護福祉士（ケアワーカー）など、医療者が抱える不安です。経験が浅かったり、患者についての情報が少なかったりなどで不安がある場合、看護師やケアマネージャーが、患者の容態の変化に動揺して、あわてて救急車を呼んでしまうこともあります。多くの場合には、救急室での対応でことが足りてしまうのですが、容態の変化よりも、救急車での搬送や帰宅などで患者自身が疲れてしまうのです。解熱剤を飲ませたり、痛み止めを増やしたりということは、搬送先の病院ではじめて会う医師や看護師よりも、いつも診ている医療者の方が迅速かつ適切に対応できるものです。ただし、経験を積んだ医療者が少ない地域などでは、介護者を支えるはずの医療者側に不安のある場合も多く、在宅での医療の継続が困難になることはめずらしくありません。

不安の軽減

在宅医療で生じるこうした不安について、まったくなくすことはできません。ただ、軽くすることはできます。

まず医療者が不安を感じる場合ですが、私はそこに、その人の未来の成長点を見出すようにしています。不安の中で成長するのは簡単なことではありませんが、適切な周囲からの働きかけがあれば、その人はその不安を通して成長することができます。そして、経験を積むことによって成長し、不安から解放されます。

知識を持つことで軽減できる不安もあります。これから何が起きるのか、だいたいのことを知ることで、「わからなさ」への不安が解消されます。がんの痛みが生じても、対策や対応の仕方のあることを知っておくと安心です。これは、医療者はもちろん、家族や患者さん自身にも有効な不安の軽減方法です。

三つめは、信頼できる相談相手をつくっておくことです。二〇〇〇年から始まった介護保険制度の一番の成果は、患者や家族にとって、公的な相談相手ができたことです。六五歳以上で一定の病気を持つと一定の条件が整えば（四〇歳以上でも神経難病やがん末期などの特定疾患があれば）、ケアマネージャーを持つことができ、相談することができます。また、ケアマネージャーは相談だけでなく、介護サービスの計画（ケアプラン）を作成したり、他の介護サービス事業者への連絡や調整等を取りまとめてくれます。在宅医療ではそのほかに、訪問看護師なども相談にのってくれますし、住んでいる地域の中にも相談相手をつくることができます。

不安に感じていることがある場合には、それを明確にして、周囲に伝えることをおすすめします。そのほとんどは解決可能です。けれども、その不安の中に、その人の本質があります。人に相談する中で、あらたな自分との出会いを感じることもあるでしょう。

そして四つ目の方法は、「深く考えないこと」です。人の「死」を意識しなければならない在宅医療の場合、解決しない不安を持ち続けざるをえないことがあります。その場合には、もうそのことは、人間の思いを超えるものとして神様や仏様にまかせて、考えないことをおすすめします。不安は、その人の中で〈否定的なエネルギー〉として存在します。何か新しいことをやる意欲を損なわせたり、周囲への愛情を適切に表現できないようにさせてしまうからです。

考えないことを決断する勇気

自宅で生活できる力とは、単なる「自助力」だけではありません。患者を支える人の力も大切な財産です。身近に家族がいたり、やさしくて優秀なケアマネージャーがついていてくれることは財産です。そして介護するにも、介護されるにも、一〇〇点満点をめざさない「おおらかさ」のあることが長続きするためのコツです。ある意味では「鈍感さ」が大切といえるかもしれません。

人は考えることで問題を解決しようとします。しかし考えても、考えなくとも、結果に大差がないこともあるばかりか、考えすぎて、心がなえてしまうことも多々あります。時には「考えないこと」を決断する勇気も必要かもしれません。けれども、まじめな人ほど考えるのを止めるのは、とても難しい作業となります。時により使い分けて、上手に神経質になる知恵のある人もいます。

より大切なことは、難しい問題を解くことではなく、その時にふさわしい「問い」を生み出すことかもしれません。今、自分に「生きる意味」を与えるために、必要なことは何でしょうか？　家族や介護者、医療者ならば、今、目の前にいるその人にとって、もっともふさわしい問いかけができるかどうかが大切です。お世話になった人のこと、だれかのために生きることで得たことなど、問いかけをしながら、一緒にその人の思い出を整理することは大切なことです。反対に、近所の人の悪口を言ったり、過去の喧嘩や勝負ごとの勝ち負けを考えることに、生きる意味は見いだせません。あなたにとって、今を生きる意味を与えるほどの「思い出」はありますか？　もしあるのでしたら、その思い出を語ることで、周囲の方々にも新たな「生きる意味」を与えることができるかもしれません。

自分、あるいは相手の不安を肯定したり、前向きにとらえ直したりすることは、かなりのエネルギーが必要で、容易にできないことも事実です。けれども、日本の社会、隣人、近所、親戚の人が、こうした温かい働きかけをすることができれば、相手の人生も、自分の人生も前向きなものに変えることができるかもしれません。

ただし、漠然とした不安について、場合によっては心療内科・精神科の医師による判断が必要となることもあります。半年以上同じことで悩み続けている場合などは、一度は専門医の診察を受けることをおすすめします。

在宅医療における自己責任と自立支援

自分で、自分のことを決められることに在宅生活の基本があります。もちろん、人は一人では生きていけません。自分の意思がわがままとみなされて受け入れてもらえないことも多くあります。そのような時は、周囲にあわせて調整を受け入れたり、あきらめたりすることも、自らの決断としてできる。それが本当の意味での「自立」と言えると思います。

自分の家では、自分が主人です。自分の人生という「ものがたり」の中でも、自分が主人公です。そして自分の人生の責任は自分以外にはとることができません。たしかに病院では、治療の内容や日程、起床の時間から家族と会う時間帯まで、すべてが決められています。そのことに文句を言うことはできても、自分の思い通りにはなりません。退院して自宅にいても、「規則正しい生活」や「正しく薬を飲むこと」は求められています。けれども、朝寝坊しても薬を飲まなくても、監視されていませんから、だれからも叱られることはありません。ただし、その責任は自分で引き受けなくてはなりません。退院後にどのような生活を送り、病がありながらも自分自身が少しでも心地よく過ごせるどうかは、自己責任と表裏の関係にあります。在宅医療でどのような責任と危険（リスク）を伴うのかを解説してくれる人の存在が大切になります。それが在宅医療の医師・訪問看護師・ケアマネージャーです。

朝寝坊することも薬を飲まないことも、一つの可能性として理解して、それにリスクが伴う場合は少しでもリスクを減らす方法がないかを、ともに検討することができます。脳梗塞が悪化して、薬が飲みこめずにむせて気管に入ったりなど、誤嚥《ごえん》してしまう場合であっても、胃ろう（胃瘻）を造設するとか、とろみをつけて飲み込みやすくするとか、さらには、薬の種類や飲む回数を減らせないか、座薬や貼薬に変更できないかといった、あらゆる選択肢について検討します。このように在宅医療では、医師・看護師・ケアマネージャー・介護福祉士・リハビリ療法士・薬剤師・歯科医等がチームとなって、それぞれの視点から患者自身を主体とした治療方法を決めていく作業をします。これが私たち医療者が行っている「自立支援」です。

お酒が大好きな八〇代男性です。あまりにも多くのお酒を飲まれたので、肝硬変になり、肝細胞がんも合併してしまいました。それでもお酒をやめる気持ちなどまったくないので、入院先の主治医に「それならば、治療できない」と言われてしまいました。本人はこれ幸いと退院を選択し、大好きな家に帰ることができました。困ったのは奥様です。退院前に「がんは進行しているし、食事もまったく摂らないので、あと三日の命です」とまで宣告されていました。本人もあと三日の命なら、家に帰りたいと申し出たのだそうです。

自宅に帰った彼は、長期の入院の影響もあり、寝返りも打てないほどにまで筋力が低下していました。それでも、彼は自宅でお酒を飲むことを望み、奥様もあと三日の命ならとお酒を用意しました。ブランデーなど濃いお酒が好きな人でした。しかし、一週間たっても、一月たっても、亡くなりません。もっとお酒を買って来いと言う夫に困り果てた奥様は私たちに「どうして主人は生きているのでしょうか」と詰め寄ってこられました。おそらくは、お酒にもカロリーがあり、水分もあるからでしょうねと、あいまいな、本当にそうなのか自信のない答えを私はするしかありませんでした。さすがに、三か月がたち、少し寝返りも打てるようになると、私も多少の欲《よく》がでてきました。もうすこし元気にならないかなと思ったのです。そこで、彼に「お酒以外に何も口にしないのは、よくないかもしれません。せめて水を飲みましょう」とすすめましたが、「水は飲まない。酒がまずくなる」とかたくなに拒否されました。それでも、「なにかお酒以外のものを飲んでくださいね」と言うと、「わかった」と快諾されました。

次の往診時に私がびっくりしたことには、彼はそこでタバコを吸っていました。タバコは身体によくないですよとたしなめましたが、本人は、「先生がいいって言った」と言うのです。もちろん、喫煙をすすめることはないので、そのようなことはないはずですと言いましたが、本人は「お酒以外に何かを飲むように言われたから、今、こうしてタバコをのんでいるのだ」とのことでした。高齢の方には、タバコを吸うことを「タバコをのむ」と言う方がおられます。このような具合で、彼の最後はタバコとお酒だけでした。水は一滴も飲むこともなく、「三日の命」を六か月ほど満喫して亡くなりました。好きなことを徹底的にやりつづけた生き様に、奥様は感心したような、あきれたような表情を浮かべながら、見送られました。酒癖は悪くなく、寝タバコはしないなど、他人には絶対に迷惑をかけない彼のやり方や哲学も、私たちは理解できましたので、応援というよりは「許容」することができたのかもしれません。このような看取りも在宅医療なればこそと、私は感じています。

6　何を大切にして生きてきたか

残される方々へ「遺すことば」を明確にすることにより、ご本人の尊厳が保たれていると感じるようになったという報告があります。二〇一一年にH・M・チョチノフ氏が発表した「ディグニティセラピー」というものです。[5] この治療（セラピー）のアプローチは、具体的には、九つの質問から成り立っています。要約して紹介しましょう。

①あなたの人生のこと、少しお話しくださいませんか？　特に大切で忘れられないこと、自分が「生きている」と感じる瞬間はいつですか？

②家族に知っておいてほしいことや、忘れてほしくないことはありますか？

③人生の中で、最も大切な役割は何ですか？　たとえば家族・仕事・地域社会における役割です。そして、なぜそれが重要なのですか？　そこで、どのような務めを果たされたのですか？

④ あなたの果たされた任務で最も重要なものは何ですか？　あなたがもっとも誇りに思うことは何ですか？

⑤ あなたの愛する人に特に言っておきたいことや、もう一度伝えておきたいことはありますか？

⑥ あなたの愛する人へのあなたの希望や夢は、どんなことですか？

⑦ 他人に伝えたい人生訓は何ですか？　子どもたちや配偶者に伝えたい教訓は何ですか？

⑧ 家族の将来のために示しておきたいことばや指示はありませんか？

⑨ ほかに永久に記録に残しておきたいことはありませんか？

このディグニティセラピーという治療を受けた方の満足度は高かったとのことでした。しかし、これは死生観も自我も確立している人の多い欧米での結果です。がんの末期の方であっても、「何か言い残したいことはないですか」と尋ねるのが難しい日本では、同じやり方をそのままするのは難しいものとされてきました。昨今では、「エンディングノート」と呼ばれる、高齢者が人生の終末期や死に備えてご自身の希望を書き留めておく、法的効力を持たないノートなども活用されるようになりましたが、このようなセラピーあるいはノート作成により、ご自身の人生を深く内省され、その意義を確認し、周囲への感謝と教訓を残すことができるようになります（本書巻末には渡邉美華村山大和診療所師長の作られた「Ending Note（エンディング・ノート）」（短縮版）を収録しました）。

私の勤務する診療所では、短時間にその方の「人となり」を理解するために、チョチノフ氏のセラピーの質問を参考に、「ディグニティアプローチ」として行っています。

問1　今、気がかりなことはありませんか？

この第一問は、日常の緩和医療で使用される常套句の一つです。「心配なこと・痛みや苦悶するようなことや、つらいことはありませんか？」と言い換えることもあります。それでも、返事をもらえない人には、「泰然自若と言えますか？」と聞くことにしています。ここで、「はい」と答えてくださるような人は、実はとても多いのです。笑顔で、次の質問を待っているのです。

九〇代男性は、亭主関白でした。一流の技術者で、寝たきりになっても天井に配線図を描けると、自慢そうに言っていました。時には、「今、（頭の中で）トランジスタの模式図を描いている」と語り、自分の人生に誇りを持っていました。奥様の介護で、なんとか座位を保つこともできました。いつもおだやかに語り、本当に以前は短気な亭主関白だったのかと思うほどでした。「今の気持ちを表現すると、どのようになりますか？」と聞きますと、「泰然自若です」と答えました。続けて、「いや、まだまだ、そこまでは行っていないが、近づいているのは、わかります」とのことでした。

介護保険制度が始まる前の高齢者との対応は、戦争体験に触れることから始まりました。大腸がんが疑われた人で、「親友が戦場で赤痢で死んだのに、俺は生き残ってしまった。だから、俺は、絶対に腸の検査は受けない。ましてや、手術は受けないと決めたんだ」という人がいました。彼の一見頑《かたく》なとも思える態度は、そのまま親友に対する供養の気持ちだったです。奥様が、「あんたまで、腸で死んでは、その戦友に申し訳ないんじゃないの」と反論しても、聞き入れてもらえませんでした。

このように「死」について、明確で強烈なさまざまな考えを持つ人が少なからずおられたのです。病院のスタッフと喧嘩になってしまい、退院し、「もう二度と病院には行かない。後は診療所の先生にまかせたよ」と言う人もいました。ある地元の人格者と評判の老人には「あのようなお金と手間のかかる医療（病院の高度先進医療）は、若者のために使ってくれ。俺はここ（自宅）でゆっくり逝《い》くから、できるだけほっといてくれ」と言われました。

彼らの共通した、一つの思いは、戦争で死んだ方々に申し訳がたたない生き方はしたくないという姿勢でした。当然、自殺や不正な仕方で収入を得るようなことも、自主的に規制しておられました。

二一世紀に入り、そのような方々は、ほとんどみあたらなくなり、最近では、「何かあれば入院したい。それまでは自宅にいたい」と思われる方や、「入院と在宅医療もどっちもいいな」と言われる方が増えてきました。二〇世紀に亡くなられた方々から見れば、一見、心定まらない様子に見えるかもしれませんが、いままで生きてきたことも、たくさんの悩みと迷いの連続でしたから、最期の時も、迷いと悩みをひきずっていくのは当然とも言えます。年をとったから、人格者になったり、悟ったりするのではなく、多くの場合、若い時に悟ったり、品性を備えることができた場合にだけ、品格をもって最期を飾ることができるのかもしれません。

問2　今までの人生で一番の幸せは何ですか?

第二問で、はっとされる人も多くおられますが、人生を振り返り、「何もなかった」と答えられる人も少なくはありません。しばしば、「そのような考え方をしたことはなかった」と考え込まれてしまい、「来週までの宿題にしてくれ」と頼まれることもあります。反対に、振り返ってみると実に多くの幸せな目にあったのだと、つくづくと感謝なことだと微笑まれる人もいます。

男性の場合には、「この妻と結婚できたことです」と答える方はめずらしくありません。五〇年の間、一度も感謝のことばも、ねぎらいのことばも奥様に語りかけたことがない、一見、亭主関白に見える夫であっても、この質問の前では、正直に妻への愛と感謝を告白される方がほとんどです。私が、「奥様を愛しておられますね」と質問しますと、堂々と「はい、愛しています」と答えてくれます。時に、傍らでこの問答を聞いていた奥様が、「はじめて主人に『愛している』と言ってもらいました。ありがとうございました」と、号泣されることもめずらしくはありません。また、「娘が生まれた時です」と答える人も多くいます。仕事のことや、はたまたパチンコで勝った時のことと答える人も、もちろん少数派ではありません。

時には、「そのような人生のとらえ方をしたことがなかった。今まで、ただ生きることに夢中で、生きる意味を振り返って考えたことがなかったので、考えさせてもらえますか?」と、自身の人生の振り返りを始める人もありました。このようなことから、自分自身を深く見つめ、多くの気づきと悟りを私たち医療者とわかちあってくださる人も少なからずおられます。

また、「今です」と答える方もめずらしくありません。寝たきりとなり、何もすることがない状態で、病状の進行も受け入れている中で、「今が一番しあわせな時です」と答えてくださるような場面に出合いますと、私は戸惑いつつも、幸せを分けていただいたような気持ちになります。「それはどういうことですか」と詳しく聞いてみますと、「愛する家族に介護され、大好きな孫もそばにいてくれて、ときどき遊びに来てくれる。今、とても幸せです」「今までの楽しかったことなど、人生を振り返ることができるって、幸せなことです」など、その人それぞれのことばが返ってきます。明確な答えにまでまとまっていない人もおられます。あるいは、「今が幸せ」と思い定め、理由は後から考えた方もあったかもしれません。

人間は、過去の幸福を思い返すことにより、自分自身に価値を見出すことができ、目の前の困難を耐えることができたり、現在の危機を乗り越えたりすることができるようです。今まで多く愛されてきた子どもは、新しい友人を愛することにも積極的になれるように、過去の幸福な体験が、現在の自分を支えているのです。幸福に感じる内容は、人によってさまざまです。学業が成就したり、仕事で成功したこともそうですが、家族と過ごした日々、子どもが生まれた日の喜びや結婚式の思い出など、懐かしく喜びをもって振り返ることができる人は幸いです。小学校の時の運動会の記憶が、現在の自分を支えている人もいました。また、若い時から多くの苦労をし、一四歳から修業に出たり、多くの苦労をした人でも、そのようなつらい経験に耐えることができたことを懐かしく思い出し、その頃が一番幸せであったと振り返る人もいます。

私たち医療者は、その人自身の幸福を再確認することにより、この人は今、抱えている心の痛み、スピリチュアルペインと、しっかりと取り組むことができる方なのかを知ることができます。その答えと、家族と本人との「思い出」の量と深さを聞いておくことによって、その人自身と家族の介護力の限界を察知することができるのです。またそれだけではなく、こうした幸せの再確認により、人生の最期を迎えようとしている人自身の中に、現実の困難を乗り越える力が生み出されるのです。

問3　大切にしていることがあれば、教えてください

第三問は、物や習慣、人についての考え方、宗教などについて、その人の価値観を聞き、医療者がそれを尊重するための配慮を行うことができるようにするものです。

日々の習慣の中にその人の価値観が現れますが、習慣を明確なことばにできる方は、少数派です。タバコを死ぬまで吸い続けたいと思っている人、死んでもお酒はやめないと決意している人……。このような、傍から見たらどうしてと思うような信念は秘めたものであることも多く、医療者は日々の応対の中で察するしかないこともあります。反対に、「大切なものは家族だよ」「妻だよ」と答えられることはめずらしくありません。

問4　やりたいこと・食べてみたい物・行きたい所などを教えてください

第四問は、せっかく家にいるのですから、あるいは施設や病院から帰って来たのですから、やりたいことがあるのなら、その実現のために私たち医療者は、協力しようというものです。

またここで、本人や家族の在宅生活への思いの一部があきらかになる場合もあります。その一つが、「旅行」です。旅行に行きたい。家族で行きたい。遠くの親戚に会いに行きたい。生きているうちに、墓参りをしたいという方は意外と多くおられます。これまで施設に入所されていた人の場合、退院して、自宅に帰り、身のまわりのことが整っていく中で、こうした思いが、強い希望として湧いてくるのです。いままでは「病気だから」とあきらめていたことでも、病気を理由にあきらめる必要はないのかもしれないと、思い直されるのかもしれません。その方の最期の思いに対し、周囲は必死に協力されます。有料で旅行に同伴してもらえる医師・看護師を派遣する業者もありますが、家族だけの旅行を希望される方の方が多いように思われます。

酸素吸入をしていても、旅行先に酸素濃縮器を設置することは技術的には可能です。移動中の酸素ボンベなどの用意についても、多くの酸素機器業者は協力的です。宿泊先のホテルや旅館の許可が必要となりますが、今まで、数日間の一時的な酸素ボンベや酸素濃縮器の設置を宿に拒否されたことはありませんでした。カラオケに行きたいと言われた場合には、ご家族に全館禁煙のカラオケボックスを探していただき、そこと酸素業者に話し合ってもらいます。ほとんどのカラオケボックスは好意的です。時に、「最期にパチンコに行きたい」と言われる方もありますが、禁煙のパチンコ屋も探すとあります。パチンコ屋の狭い通路に酸素濃縮器などを設置させてもらうことになりますが、どこのお店も家族の熱意に打たれて、熱心に協力してくれました。以前から、ディズニーランドはこのような人の来園に対して、十分な接遇と準備をしてくれますが、そのほかのテーマパークや娯楽施設でも、最近では誠実に対応するよう配慮がなされています。

酸素を使用している方が喫煙を希望することもあります。病院ではホスピスですら禁煙ですから、家に帰って最後の一服をしたいという方もいます。この場合、念入りに禁煙指導ならぬ、〈喫煙指導〉をします。なぜなら、酸素吸入をしながら、タバコを吸うことはとても危険だからです。火事を起こすことも多く、厚生労働省はほぼ全ての事例を公表しています。いったん火を出してしまうと、もうそこに住み続けることは、ほぼ不可能になります。

そのため、酸素濃縮器や酸素ボンベを止め、さらにそこから数メートル離れた火を使っても安全なところにまで移動して、喫煙する必要があります。酸素を扱う医療機器会社からの「安全な火の使い方」の説明を、本人も家族もみなさんに必ず聞いていただき、一回目の喫煙は、訪問看護師の立ち会いで行うことにしています。

あるいは、患者さんが低酸素状態になったり、意識がなくなる意識消失が起こった場合に備えて、ベッドまで搬送できる人を事前に確保する必要があります。力仕事ができる二人以上の若い男性などに待機してもらうようにお願いしています。さらに、いざという時の用心に、消火器も必ず準備してもらいます。酸素の使用などについては、急変などのさまざまなリスクを負っていただくことになりますが、本人だけでなく、家族もそのような危険があることを十分に承知の上のことですので、最期の望みを叶え、満足される方が多いようです。また、退院後にこうした自立支援を受けることにより、看護・介護の受け手としてだけでなく、むしろ自己責任を自覚し、人生の主役として、最期の希望を実現することができるのです。そして、私たち在宅医療の医療者は、そのお手伝いをさせていただいているのです。

「思い出」はありますか?

ある九〇歳の方はご自身の最期の時を感じとり、退院して帰宅することを希望されました。意識も薄れる中の退院で、数日ほど何もお話しはされませんでした。退院の日にはじめて自宅でお会いしてあいさつをしましたら、目を数日ぶりに開け、返事をされました。「気がかりなことはありませんか?」と尋ねましたら、「ない」と答えられ、家族も安心されました。続いて「何か行きたい所とか、やりたいことはないですか?」と尋ねましたが、返事はありませんでした。次に「今食べたいものは何ですか?」と聞きましたら、「ん、ぐぁ」と答えました。私たちは何か大切なことを言おうとされていると思い、何度も尋ねましたが、私たちには「ん、ぐぁ」としか、聞こえませんでした。その場に居合わせた看護師が「みかん？」と復唱すると、ご本人がうなずかれましたので、私と看護師は、単に「みかんを食べたいのだな」と理解したのですが、周囲にいた家族は「みかん！」「やっぱり、みかんですって」と大興奮されました。みかんは、孫娘誕生の記念樹だったのです。

自分の最期の時に、一族のことを気遣うことが「家長」にはしばしばあります。みんなのことを常に考えて大切にされてきたこの方の、人生の最期にふさわしいことばだったのです。このように、最期のことばには、力があります。一族の幸せを祈りつつ、亡くなられた様子には、平安と安堵がありました。また背景に、ご家族の持つ「思い出力」も十分にあったことも特記すべきことと思われました。

- 気がかりなことは何ですか？
- 今までの人生で一番幸せだと感じたことは何ですか？
- 大切に思っていることは何ですか？
- 行きたいところはどこですか。食べたいものは何ですか？

私たちは、在宅医療の初回訪問（往診）の時に、この四つの質問をします。その後の訪問時にも、気になった点がある場合には、その部分をふくらませる質問をします。この時に大切にしているのは、ハッチンソン氏が『全人的医療――二一世紀への新しい思想的枠組み（パラダイム）[6]』という本の中で強調している、以下の三点になります。

① 心を開き、開いた質問をする
② 心をこめる（mindfulness）
③ 苦痛（pain）と苦悩（suffering）を分けて捉え、苦悩からの解放をもって、癒しとする

あるいは、「気がかりなことは何ですか?」という第一の質問を繰り返してみます。その時、前回と違う返答があることはめずらしくありません。

たとえば、初回は、「気がかりなことは病気のことで、痙攣《けいれん》したらどうしようって思うの。幸せだったことなんてないわ。でも大切なのよ、家族が。行きたい所や食べたい物なんてないわ」と答えた方が、数回目の訪問の時には、「気がかりは、私が逝《い》った後に、家族が仲良くしてくれるかなって心配なのよ」と言われたということがありました。そういう場合、「気がかり」の内容を家族に説明します。この方の時は、家族は悲しそうにうなずいていました。何か、深くて悲しい過去があったのかもしれません。その後、「私、娘のことを心から誇りに思って

います。夫のやさしさに心から感謝しています。息子がそばにいると、とても心強いんです」と言われました。声はとても小さく、家族には聞き取れなかった様子でしたので、私から伝えましたところ、こんどは嬉しそうに、深くうなずいていました。きっと、楽しい思い出も数多くあったことに、家族も気づかれたのかもしれません。

家族にしか理解できない、家族にしか価値を見いだせないような「最期のことば」があります。それは、多額の遺産や、広々とした土地よりも、もっともっと大切な「生きる力」を、残された人たちに与えることができるものなのです。

不器用な夫たち

「今までの人生で一番幸せだと感じたことは何ですか?」との質問に、「はい、この妻と結婚できたことです」と答え、その時はじめて、愛していることをことばで伝えて、奥様を驚かせたり泣かせたりする男性は、とても多いものです。

その時に、「もう一つ、言ってもいいですか?」と話しを続ける方もおられます。「はい、何ですか?」「妻との結婚と同じくらい、娘が生まれた時は至福の喜びでした」。このように、思い出と幸福が明確であるご家族の介護には、希望があります。自宅に帰りたかった理由の一つが、妻がそばにいてくれることである男性は少なくありません。同じ空間にいるだけで安心できる方も多くおられます。ただし、そのような気持ちを元気なうちに、上手に妻に伝えることができる男性は少数と言えます。

これまでの日本の男性のほとんどは、愛情とは、まじめに働き、給料をすべて家にまわし、浮気をしなかったことだと信じていました。しかし、介護をしてもらう立場になった時に、これまでと同じような態度をとっていては、妻に愛は伝わりません。やさしいことばをかけたり、二人の思い出を大切にしたりすることが重要です。「思《おも》い出力《でりょく》」と呼びたくなるほど、思い出を楽しく語ることができる人は、最期まで喜びを感じ、達成感を感じつつ、介護を受けておられます。

介護する人は、相手がこれまでの元気な生活に戻ることがないこともあり、しばしば抑うつ気分を生じやすいものですが、同時に、介護に対して「やりがい」と「生きがい」を感じることができる方も多くおられます。とくに、夫の場合、介護を続けることにより、自分の寿命が気になり始めます。妻が介護者であることと大きく違うのは、自分の限界を頭で理解しているのに、そのことを忘れて、妻に対する介護に一生懸命になるあまり、夢中になってしまうことです。介護中に疲労で動けなくなったり、狭心症まで起こしてしまった男性をたくさん見てきました。「手を抜く」と言うか、自分自身の体を十分にいたわって介護にあたっていただくことが、奥様を大切にすることになるのです。ただその点については残念ながら、理屈や説明としてしか、理解してもらえないことが多いのが事実です。

妻に仕える夫たち

以前は、「おい、ばばあ」と乱暴な言い方で妻に声をかけ、「これが俺の愛情表現だ」とうそぶく男性も多くありました。大好きな女の子をいじめてしまう小学生の男の子から、まったく進歩していません。けれども、最近は男性も少しずつですが、成長しています。

そのためでしょうか、近年、主な介護者（主介護者）が夫であるケースが私の勤務する診療所では増えています。結婚は夫婦ともに同時に行うものですが、死を迎えるのは一人ひとりです。男性の方が平均余命が短いこともあり、また、結婚時に男性が年上であることが多かったため、多くの場合は妻が主介護者となります。この確率は約八〇パーセントです。残りの約二〇パーセントでは、夫が妻を介護する立場になります。比率で言えば、四対一となります。以前は、五人に一人の割合よりも低い比率で、夫が主介護者でしたが、最近では、これよりも高い比率で夫が主介護者となっています。

ただし、妻に仕える夫といっても千差万別です。結婚した時から、変わらず愛を全うしている方もおられれば、苦労をかけた妻に最期は恩返しをしたいという方もおられます。中には、心から悔い改めて、黙々と償いとして介護している方もおられます。それぞれに、思いと思い出があり、一つひとつの介護に重さを感じています。

以前は夫唱婦随と言って、夫が言うことに妻が従うことが理想とされました。しかし、よくしゃべるのは女性の方です。妻が話したいだけ話し、夫がそれを聞くことが基本の形になるかもしれません。

振り返ることが幸せ

第二問「人生で一番の幸せは何ですか」との問いに、「人生を振り返ることです」と答える方もおられます。今まで、仕事に、育児に忙しく、自分の人生を振り返って来なかった方というのは多いものです。また、がんを患ってからは、その検査や治療を受けることに熱心にならざるを得ません。その検査や治療の意味だけでも意識を集中させて理解しようと努力する必要があります。そのことばかりを考え、その成果に期待したり、不安に襲われたりして、心のすべてが支配されてしまいます。しかし、もう、次に施すべき治療法がなくなったとき、「後は死を待つばかりと思ったら、その時はショックだったけど、その時から、自分の人生を自由に振り返ることができるようになりました。これは幸せな時でした。今まで、人生を振り返るなんてしたことなかったので、『間に合った』と思いました」と言われた方がありました。

「振り返り」(reflection)は、医学教育の中でも重要視されているものです。名医と呼ばれている人が生活の中で心がけていることの一つが、振り返りであると言われています。今できること、今できないこと、これからやりたいことなどを明確にしつつ、自分の姿を正直に見つめることから、私たちは成長することができます。このような気持ちは、じつは私たち自身を癒すことになるのです。

7　その人の「ものがたり」を知るということ

ここで、在宅医療の現場において、私たちが医療者として患者さんに接するときの基本にしている考え方について紹介したいと思います。

ホスピス（ターミナルケア、終末期医療を行う施設）の理念の提唱者として知られている、シシリー・ソンダース（Cicely Saunders）のことばです。

あなたはそのままで大切な存在です。あなたの人生の最期の時まで、大切な存在です。私たちはあなたが安らかに死を迎えられるようにだけではなく、最期まで生きるように、最善を尽くします。(7)

この理念を実現させるためには、その人らしさを知らなくてはなりません。その人の人生の価値観を共有することも時には必要となります。しかし、一人ひとりの生き方はさまざまで、多様な価値観があり、時には受け入れがたいものであることもあり、その配慮《ケア》は簡単なものではありません。そこで、次のような方法を用いています。

治療も人生という「ものがたり」の一部

人が生きていく過程で病むことや病む家族を介護することに対して「なぜ？」と原因を探ろうとすること、嘆くこと、立ち向かおうとすることなどすべてが、その人とその人を取り巻く人たちの「ものがたり（ナラティブ）」となります。

この「ものがたり」を意味することば「ナラティブ」を、医療の世界では、「根拠に基づいた医療」（エビデンス・ベイスト・メディスン（ＥＢＭ、Evidence-based Medicine））との対比の中で用います。この根拠に基づいた医療とは、最新最良の医療方法を用いて入手した、明らかで確かな根拠に基づいた医学治療の結果と、患者の一人ひとりの個別性を考えて行う医療です。具体的には、たとえば胃がんの治療は、手術がよいのか、薬を用いた化学療法がよいのか、放射線治療がよいのかを検討し、その結果として、この状態の胃がんでは手術を行うことが最良であるが、合併症の可能性が具体的にあることなどを示す、ということです。医療とは、このように、科学的根拠に基づく行為によってなされるべきであるとの考え方からなっており、医師はこのような科学的な根拠を示しつつ説明することが求められていると考えます。

これに対して、ナラティブ・ベイスト・メディスン（NBM、Narrative-based Medicine）は、病気になった理由や経緯、いま病気についてどのように考えているかなど、患者が医療者との対話の中で語る「ものがたり」を、患者の「人生という大きなものがたり」の中で展開しているものがたりの一つとみなすことから始まります。そして、患者をものがたりの語り手として尊重しつつ、医師は病気の背景や人間関係を理解して、患者の抱えている問題に対して全人的（身体的、精神・心理的、社会的）に、特に対話によって配慮するというアプローチ方法です[8]。

さらに、疾患についての医学的な概念や治療法も、あくまで相対する医療者のものがたりの一つと捉え、治療は患者と医療者、双方のものがたりを擦り合わせる中から、治療法を決定する、つまり、新たなものがたりを共同して作り出していくプロセスと捉える手法として説明されることも多々あります。医療者のものがたりも根拠に基づいた医療であると仮定しているところに一部の医療者は違和感を覚えると思われますが、このような捉え方も大切です。

医療者は、まず、患者のものがたりをまるごと「傾聴」し、患者の主体性を尊重します。その過程で、患者の持つものがたりの多様性を認めます。次に、医療者のものがたり、すなわち根拠に基づいた医療を伝えて、患者と対話を繰り返す過程を経て、新しいものがたりを創り出す作業を行います。患者と、その人の持つ病気と、その主治医との間でできあがった「ものがたり」を大切にすることによって、治療法が決まってきます。

ナラティブ・ベイスト・メディスン（NBM）の手法

はじめのキーワードは、「会話（Conversation）」です。二つめは「好奇心（Curiosity）」です。患者が根拠に基づいた医療に好奇心を持ち、医療者は患者のものがたりに好奇心を持つことが大切です。この過程の中から、さきほど述べたように、医療者は患者の持つものがたりを確認しつつ、繰り返される会話の中から、新しいものがたりが作り上げられていくことになります。

①受容（傾聴）

「受容（傾聴）」とは、現在では一般的になりつつあるカウンセリング技法の基本で、第一段階で行われるものです。これは、「その人の立場に立って、お話を聴く」ということですが、現実問題として実際に他人の立場に立てる人はいません。「その人の立場に立つ」ということばの意味は、〈主体的に、かつ積極的に相手の方のお話を聴くこと〉につきます。

② 共　感

第二段階は、「共感」と呼ばれますが、これまで体験した事柄や置かれた状況も違う他人が、その人と同じように感じたり、その人のすべてを理解することは困難であり、その意味で、本当に共感することは不可能です。ここで述べられる「共感」とは、その人の訴えた症状や現状を聴くだけでなく、苦痛と感じている生活上の制約や困難さを聞き取り、その人の「ものがたり」という一つの流れとして理解し、納得することです。言い換えると、その人の置かれた状況を理解することによって共感したと言える、ということになります。

③ 支　持（承認）

第三段階は「支持（承認）」と呼ばれます。支持とは、その人の選んだ対処法を応援することですが、その選択が正しいとは限りません。多くの場合には、急いで「支持」の対応をとらないことが大切です。まずは、病気に対する患者の対処方法を相談しつつ、医療者はそれを支えることになりますが、これには、その結論や方法を急いで決めないことが重要と言われています。なぜなら、あわてて対策を練る必要のない場合には慎重に検討を重ねた方が、よい結果に結びつくこともあるからです。

こうした技法について関心をお持ちの方は、詳しくは注（9）に挙げる参考文献を参照してください。

感情に焦点をあててみる

ふつうの会話の中でも、仕事中の取引の話し合いの中でも、感情に焦点をあてた会話ができるという人がおられます。相手の話をしっかりと理解し、時には相槌を打ってうなずきながら傾聴し、その話に対して適切に反応するのです。たとえば、相手が、「飼っていたシャムネコが行方不明になってしまったのよ」と言った時、「じゃあ、こんどは三毛猫を飼ったらいいわよ」と言わずに、「それは、心配ですね」とか、「猫がいなくて、昨夜はさみしかったですね」などと、相手の気持ちに寄り添った応答ができる、そういう人です。私たち医療者も患者さんや家族への病気の説明の後、今の気持ちについて尋ねるようにしています。実務的な説明や、病気の症状や処置についての難解な話をせざるを得ない時ほど、その場における、話をする相手の感情に注意したいものです。

がんを患い、化学療法も効果がなくなったご主人が、本人の希望もあって、退院後は自宅で在宅医療を受ける決心をした、という女性が相談に来ました。いくつもの説明や、今後のことについてのさまざまな可能性を話した後に、「奥様、今のお気持ちはいかがですか?」と尋ねました。多少でしたが、説明を聞いている女性の表情がつらそうに見えたからです。その時、彼女は「とても、くやしいです」と答えました。私はその時点では、看病の甲斐もなくご主人の病気が進行してしまったことが残念で、「くやしい」と表現したのだと思いましたが、もう一歩踏み込んで、「それは、どういうことでしょうか?」と、尋ねました。

このような場合には、「オープン・クエスチョン(開かれた質問)」をすることで事態を正しく導けることが多いようです。

●オープン・クエスチョン(open question, 開かれた質問)

「どのように?」など相手に答え方を考えさせるような質問の方法。反対にクローズド・クエスチョン(closed question, 閉ざされた質問)とは、「はい」か「いいえ」、「A」か「B」かなど、ひとことで返事ができ、そこで会話が終わってしまう質問のことを言う。

「はい、実は、さきほど本人から、永年の浮気の報告がありました。本人は、『これで隠し事はなくなった。きれいな気持ちであの世に行ける』と言ってます。本人はいいけれど、私と娘にはショックで、もう、とてもくやしくて、くやしくて。入院中にもそういえば……」

私は退院後の生活が心配になり、「退院しても大丈夫ですか」と聞いてしまいました。「はい！　絶対に入院はさせません。だれも見舞いには来させません」と彼女は宣言したのです。男性は、自宅では何度も容態が急変しましたが、さまざまな事態にも奥様とともに訪問看護師・在宅医療の医師等が連携し、おだやかに最期まで生活することができました。そして奥様は、ご主人の「負の歴史」を打ち消すように、あるいは、あたかも仕返しをしているかのように熱心に愛情を込めた介護をしていました。ご主人を見送った後、「で、『お見舞い』はありましたか？」と私が尋ねましたところ、奥様は笑顔で、〈対処の仕方〉を私たちに伝授してくれました。同席した既婚女性の看護師は、「とても参考になった」と感心していました。

8　認知症について

高齢者への配慮《ケア》、とりわけ認知症を持っている人への配慮を、医療の現場で働く人以外に、学校で習ったことがある人はいません。「間違えには躾《しつけ》をして、正しく導かねばならない」と信じている人も、まだまだ多くおられます。認知症の人への対応はどのような仕方が正しいのでしょうか？

その人にとっての大切な記憶を尊重して

認知症でも大切な記憶は保とうとします。「今の季節は何ですか？」という質問に、たとえ冬でも、暖房のよくきいた部屋にいるために「夏です」と答えたとしても、私たち周囲の人間がきちんと見守ってさえいれば、「問題ない」ことです。薬のこと、通院の日程などを忘れてしまうと、周囲に混乱をきたします。病院の医師や看護師、家族も困ってしまいます。でも、その人にとって、本当に大切なことは、自分が支えていた頃の家族であったり、幼い時のたくさんの思い出なのかもしれません。今の季節や、いま抱えている病気よりも、懐かしい故郷の方が、何より大切な宝物にちがいありません。

認知症になるということは頭が悪くなることではありません。時には、徘徊の予防のために、ベッドの脇にセンサーの付いた徘徊予防マットを敷いても、それを上手に避けて、玄関まで行きます。また外出予防のため鍵を三個も四個もとりつけていても、それらを上手に外して、ドアを開けて外出してしまうような、より洗練された精神状態となります。残されたわずかな記憶も正確なものではありません。喜びや感謝、あるいは怒りや悲しみというような、今の気持ちをよりどころに、すべての記憶が再構築されますので、自然と事実とは異なるものになってしまいます。私たちは、それを「妄想」と呼んで片付けようとしてしまいますが、その妄想の裏には、明確な感情があります。その感情に焦点をあてたアプローチや会話を行うべきところですが、これは容易なことではありません。

九〇歳女性は、三分前のことも覚えていません。簡単な引き算もできません。今日の日にちも、野菜の名前も一つも言えません。しかし、笑顔を絶やさず、機知に富んだ会話をされます。新潟県長岡出身と言われたので、「若い頃、長岡小町と呼ばれていたのではありませんか？」と聞きましたら、笑顔で、「あら、見ていたのかえー」と冗談で明るく返答されました。認知症が進行していても、必ずしも頭の回転が鈍くなるわけではないのです。

夫婦の歴史・文化とともに

どのような夫婦にも伝統や文化があります。朝のお味噌汁の飲み方であったり、コーヒーの砂糖の入れ方であったりします。そのような各家庭の文化は、高齢になっても愛着をもって、大切に守っておられるご夫婦も多くおられます。

ある八〇歳の男性は、認知症が進行し、暴言を吐くようになり、私たち医療者は介護している奥様を気の毒に思っていました。寝たきりの状態の男性は、ときどき奥様を殴ろうとさえします。あきれて、私たちは彼に対して、そのような行為はよくないと注意しました。訪問看護師は、これは認知症の症状であろうと思ったようでした。

しかし、奥様から聞いた話では、若い時から、それこそ六〇年前からの習慣で、男性はときどき暴力をふるうとのことでした。これをこの夫婦の文化と呼んで理解するのはかなりの抵抗があります。逆に、弱っていく夫に対し、いままでの苦労を思い出して妻が暴言を吐くという夫婦もあります。このような何年越しというレベルを超えた、何十年越しの苦労に対して、周囲の人間はどのように関わればよいのでしょうか？

九〇歳男性は、若い時は仕事に忙しく、それでも夕食だけは妻の作ったものを食べてきました。旅行に連れて行ってあげたこともなく、やさしいことばをかけてあげることもありませんでした。彼はそれでも、妻の作った料理を残さず食べることにしていました。それは、苦労をかけた妻への感謝であり、罪の償いでもあったようです。高齢となって、妻の認知症は進行してきました。彼女は机の上に長期間放置された食材を使って料理をします。今が夏か冬かもわからない妻ですが、若い時に鍛えた料理の腕だけは衰えないようです。けれども、カビのはえた梅干しや腐った牛乳もふつうに料理に使ってしまいます。彼女自身は訪問介護や宅食サービスが入って、おいしい料理が届けられるので、それを食べることになっています。実際は、食事をほとんど食べず、夜になるとひきだしからお菓子を出して、「これからが私の時間」と言っておいしそうに食べていました。糖尿病食を残しているのに、隠れてお菓子を食べているので、彼女の体重は増え続けています。反対に夫は、腐った食材で作った料理を食べているせいで、いつも下痢をしています。

周囲は、妻の料理を食べることをやめるように、夫にすすめました。しかし、「たとえそれが腐っていても食べるのが私の仕事です」と言って譲りません。認知症があるとはいえ、妻も腐っていることにうすうす気づいていたようです。ときどき「腐った牛乳でシチューを作ってお父さんに食べさせてあげたわ」と、嬉しそうに報告することもあったようです。もちろん、この時点で、ケアマネージャーたちの介入があり、事態は解消されましたが、夫婦の問題に関わることの難しさを医療スタッフ一同感じることとなりました。

物忘れ

高齢者の物忘れが激しい場合には、どのように接したらよいのでしょうか。食事をしたあとに、「食べていない」と言い、もう一度食べようとする人もいます。「さっき、食べたでしょ!」と叱ったり、「食べたことをもう忘れたの?」と怒ったり、「食べたではありませんか」と教えたりするのは、間違っています。事実を争うのではなく、納得してもらう方法を考えたいものです。

たとえば、食べ終わったお皿をしばらく片付けないことも一つの方法です。

九〇歳女性で、心不全と認知症を患っている方で、水をたくさん飲みたがるということがありました。お嫁さんは主治医である私の指示にしたがって、お義母さんに少量の水しか飲ませてあげませんでした。実の娘や、お嫁さんの夫である息子が、「もう九〇歳なんだから、好きなように飲ませてあげようよ」と言いだし、本人がほしがるだけ水を飲ませてしまうことが数回ありました。その直後に、必ず心不全の発作が生じ、お義母さんは突然の呼吸困難にたいへん苦しむことになりました。お嫁さんは泣きながら、夫と義理の姉たちに病気のことを説明しました。このようなことを何度か繰り返すことで、娘や息子も病状を理解し、本人が苦しむことのないよう水分制限に協力するようになりました。

認知症のケアの始めになされるべきことは、周囲の人が医療者と共通した病状認識を持つことです。それでも、水をほしがるお義母さんに、どのように対応すべきかを何度も話し合う必要がありました。本人が「今日は水を一度も飲んでいない」と言うので、ベッドの脇に、飲み終わったコップを置いておくようにしました。一日五杯までと決めておき、飲んだ数だけコップが置かれるのを見て、本人も自分が水を飲んでいたことを理解するようになりました。

被害妄想、幻覚など様々な症状

妄想や幻覚、ときには財布が盗まれたなどの被害妄想も、認知症では起こすことがあります。物をどこにしまったかわからなくなった場合には、いっしょに探すことが必要だということは以前から知られておりました。おそらく、これは、本人と同じ気持ちになって、いっしょに悩んだり、心配したりすることが大切なのかもしれません。

また、外へ出て行方不明となるような「徘徊」をしたり、温厚だった人が性格が変わったように、周囲が驚くほど怒りやすくなったりすることもあります。それを未然に防ぐことや薬で治療することも大切ですが、こうした徘徊や怒りといった行動には、たいていの場合、理由があります。その方が大切にしている何かに、私たちの気づいていないことが多いのです。しかし、どんなに想像力を働かせても、その人との関係が希薄であった家族や、その人にお世話になったと思えるほどの交流がなかった親族には、本人が大切にしている価値観も、本当の理由を思いつくことができません。徘徊に関しては、地域の人や交番に周知しておいたり、本人といっしょに周囲を歩くようにしてみたりすることで対策が思いつくこともあります。

さらには、失禁したり、幻覚に悩んだりすることもあります。失禁などで服を汚してしまうような衛生的な問題が生じた場合、本人のプライドを傷つけないように配慮することが大切です。人が見えるなどの幻覚の場合には、幻覚によって見えている人が「良い人」であるかどうかを確認してみることや、虫が見える場合には、その虫をいっしょに退治して、「もういない」「刺さない虫だから心配ない」など、不安をやわらげることばがけを試してみることも大切です。

認知症が生じても、多少の認識違いを起こしたり物覚え（記銘力）が悪くなっただけという人も少なくありません。この場合、まるきり忘れてしまうというのではないようです。人によっては、とても知的な会話が可能であることも、私たちよりも計算が正確で早いこともあります。新しいことを覚えられない（記銘力障害）というのが主な症状の場合でも、人格まで変わるわけではありませんが、多少性格が変わったような印象を周囲に与えることがあります。周囲の人や、あるいは主治医や医療者から見れば些細な変化に見えたとしても、家族から見ると「小さい変化」では済ませられないこともあります。

家族のとまどい

りっぱな母親、あるいは威厳ある父親と、子どもたちが自分の親を心から尊敬していた場合には、自分の親のだらしない行動やごはんをこぼす姿を見ることが、子どもたちにとってはたいへんな苦痛になります。一般に息子たちは、大好きな母親が認知症になってしまったことを受け入れたがりません。「死を受け入れるためのプロセス」の第一段階と同じように「否認」（二六頁参照）を続けようとする息子さんたちにお会いすることはめずらしくありません。そのまま否認を貫き、ご自身の気持ちを守り通すことができればよいのですが、実際に介護しているお嫁さんやヘルパーさんにとっては、これはとても困った問題となります。息子さんがお嫁さんやヘルパーさんを叱ったり、怒鳴ったりするようなことがある場合には、訪問看護ステーションの看護師から連絡を受けて、主治医から息子さんたちに説明をすることもあります。

具体的には、診察に立ち会っていただき、認知症テストなどを息子さんの目の前で行うことになります。

実は息子さんたちも、頭では自分の母親が認知症にかかっていることはわかっているのです。ただ、息子として、気持ちの上でそれを受け入れられないし、受け入れたくないだけなのです。時には、母の認知症を否定することが、息子としての親孝行だと思ってしまうこともあります。このような場合、お嫁さんはとてもつらい立場に立たされます。このような時は、お母様の人格も尊厳も大切に気を配りつつ、また、そのようにしていることを家族に丁寧に伝えながら、一つの「状況」として、「認知症」を受け入れてもらえるように説明しています。

認知症の症状についてマスコミがかたよった紹介の仕方をする影響で、必要以上に神経質になっている場合もあるかもしれません。逆に、「親父は、ぼけちゃって何もわからねえんだよ」と、高齢者が邪険に扱われることがないように、配慮することも大切です。

かつて「痴呆症」から「認知症」へと呼び方が変わったように、名称を変えることで、「徘徊」ということばに定着してしまった負のイメージを払い、行動の根本にある問題に目を向けようと呼びかけるＮＰＯもあります。私たち医療者は、家族の気持ちにも寄り添い、認知症の症状が前面に現れている場合であっても、その人の尊厳を守りつつ、大切に関わらせていただくよう心がけています。

お互いに支え合う街ぐるみの配慮

介護保険制度の活用には限界があります。介護度によって利用できる金額が決まっているのです。介護保険の利用枠いっぱいに「ヘルパーさんの訪問」を頼んでも、医療者から見ると、おむつの交換や、徘徊予防などの見守りが不十分だと思われる高齢者もおられます。たとえば、家族にも障害があり、すでに介護限界に達している場合などです。

そのような時は、町内会などの近所の人、友人などによる見守りの状況が重要になります。日本では、人の命は本人とその家族のものであるという認識が強いため、友人や知人であっても、深くその人の命について介入することに抵抗を覚えます。そのため、どうしても市区町村の役所にお世話にならなくてはなりません。一〇年前と違い、最近では身寄りのない人や自分たちだけではどうすることもできない状況の人には、役所の高齢介護課の職員さんが丁寧に関わってくれるようになりました。主治医がいる場合には、主治医を中心に、役所の担当者・訪問看護師・ケアマネージャーと本人が相談することによって、その人の今後の生活の仕方を決めることができます。ガスメーターの点検員や新聞や牛乳の配達員とも連携をとり、手あつい見守りを実現できることもあります。

　こうした連携を広げるべく、厚生労働省は「認知症を知り地域をつくるキャンペーン」の一環として、「認知症サポーター」を全国に養成する取り組みを行っています。私の勤務する診療所のある地域でも、地域包括支援センターが「認知症サポーター養成講座」を開講しています。この講座を修了すると、認知症についての正しい知識を習得し、自分のできる範囲で認知症の人や家族を応援するサポーターの証しとして、オレンジ色のブレスレット「オレンジリング」が授与されます。また、私たち医療者や養成講座の講師役の人が学校や企業に出向いて授業をすることもあり、すべての小学生が卒業までにオレンジリングを獲得している地域もあります。

　このような取り組みをはじめ、認知症の高齢者への配慮《ケア》を町ぐるみで行う地域が増えてきました。さらに、地域の高齢者や市民が身近なところで気軽に集まって、介護や病気、死、葬儀のことなども話せるサロン作りも試みられています。認知症があっても病院に行かない人でも、そのような気軽なサロンなら参加できます。サロンによってはときどき、看護師や医師に来てもらって、家族が適切なアドバイスを受けられるようにしているところもあります。最近では「認知症カフェ」と言ったりしています。

　このような地域での取り組みを通して、サロンやメディカルカフェなどで語り合える仲間を作ることで、高齢者や市民が互いに支え合い、自分自身の「生」への問い、なぜ生きているのか、なぜ病気なのか、何のために生きているのか、なぜ死ななければいけないのかといった、自らの「スピリチュアリティ」の不安を見つめなおすことができます。こうした市民も参加するスピリチュアリティへの配慮、スピリチュアルケアの視点を持った街づくりが、今後ますます広がっていくことが期待されます。私たち医療者もそのような取り組みを通して、認知症の人に限らず、さまざまな心の痛み〈スピリチュアルペイン〉を持つ人々を、多くの人とともに支え合えることを願っています。

9　地域包括ケアシステムについて

〈高齢者の尊厳の保持と自立生活の支援の目的のもとで、可能な限り住み慣れた地域で、自分らしい暮らしを人生の最期まで続けることができるように〉厚生労働省が推進している地域での包括的な支援・サービスの提供体制を、「地域包括ケアシステム」と言います。

それは、地域の高齢者の一人ひとりの支援を、介護保険が規定している範囲のサービスを越えて、一、二中学校区の地域単位で高齢者の必要とする介護がすべてが完結し、医療介護の連携を保つようにするものです。

こうした取り組みにより、みなさんのお住まいの地域、みなさんの身近には必ず、ケアマネージャー（介護支援専門員）がいる居宅介護支援事業所や訪問看護ステーション、訪問介護事業所（ヘルパーステーション）、地域包括支援センターが設置されるようになっています。これらの「在宅介護病院コンプレックス（複合体）」や「在宅医療介護連携支援センター」は自宅あるいは施設の中で、生活について悩まれた場合には、相談にのってもらえる存在です。

入院中である場合には、病院の医療相談員（ＭＳＷ）がいる医療相談室に相談し、そこにすべての相談ごとをまかせてしまう傾向があります。そこで、すべての問題を解決してもらえると思う人が多いようです。もちろん、多くの問題はそこで解決できますが、病院の相談室は、その人の病状から判断して療養病床へ移動させることや、他の施設などへの転院を検討することを専門としています。そのため、自宅での生活のことに関しては、在宅医療の支援についての経験豊富な、在宅地域包括支援センターや居宅介護支援事業所の主任ケアマネージャー、訪問看護師にも相談されることをおすすめします。

連携が人を救う——連携の破たんが生活を壊す

自宅に帰りたいと思うだけで、自宅で生活することが実現するのではありません。訪問看護師やヘルパー、ケアマネージャーを中心にしたチームが退院前から関わっていることが大切です。

●訪問看護師……地域の「訪問看護ステーション」に所属し、利用者の自宅に出向いてケアをする看護師。

●介護福祉士（ケアワーカー）……介護が必要な高齢者や障害を持つ人に動作上の補助や精神面のケアを行う、介護に関する社会福祉の専門職。

●訪問介護員（ホームヘルパー）……利用者の自宅を訪問し、食事、排せつ、入浴などの介助（身体介護・生活援助）を通じ、利用者の生活を支えるサービスを提供する。

急性心不全、急性肝炎、急性心筋梗塞などの急性疾患または重症患者の治療を二四時間体制で行う「急性期病院」は、「病気の進行を止める」「病気の回復が見込める目処をつける」までの間、医療を提供することを目的としています。こうした急性期病院の場合には地域との連携体制が上手くできていないことも多く、入院期間の短縮を勧奨する厚生労働省の方針に従う形で、退院後の生活の絵を描けていない人たちを退院させることが往々にしてあります。自宅へ帰すことが困難な場合には、転院や施設入居、ホスピスへの入院をすすめることが以前は多くありました。

最近では、退院する前では遅すぎるとして、入院した時点から退院後の自宅での生活を整えることをすすめる病院スタッフやケアマネージャーもいます。病院の中には、このような配慮《ケア》を行う部署や、そのための専門職が配置されているところもあります。

●地域医療連携室……地域の病院から精密検査や専門医の診察の依頼を受けたり、地域病院や施設からあがってくる退院後の経過観察等を通じて、医療情報の交換を密に行う窓口。

●退院調整看護師……入院中の患者の退院に向けた環境を整え、スムーズな退院ができるように配慮《ケア》する看護師。退院後も、病気やけが、障害などを抱えて生活していくことになる患者をサポートするために、地域にあるそのほかの医療機関や介護施設、事業所などと連携しながら業務にあたる。

●医療相談室（医療福祉相談室）……病気に伴って生じる生活上の様々な問題についての相談所。福祉制度・医療費などのお金に関することや、就労に関する相談にも応じてもらえる。主に社会福祉士が対応する。

また、療養に伴う生活問題全般についての相談窓口である「医療相談室」に、ケアマネージャーが常駐している病院もめずらしくなくなりました。こうした地域医療連携室・退院調整看護師・医療相談室が、病院での患者さんへの配慮の三本の柱になっています。けれども、まだまだスムーズに自宅へ退院させることができる病院の数は少数です。退院前に、もよりの「訪問看護ステーション」、あるいは「地域包括支援センター」にも相談しておかれることをおすすめします。

連携と「支え合い」が生みだす効果――虐待のない介護へ

日本では、年間二万五〇〇〇～二万六〇〇〇件ほどの高齢者虐待の報告があります。その多くは、介護限界に達した家族による虐待です。身体的に弱い高齢者を守るべき存在である介護者すなわち家族自身が、虐待の加害者になります。小児への虐待や、ドメスティックバイオレンス（ＤＶ）など、他の虐待と違い、加害者は介護負担の限界を感じていた介護上の被害者であることが今日わかってきております。

このような虐待発生の原因となる在宅介護の困難さは、しばしば人間関係の困難さ、〈一筋縄ではいかない人間関係〉によることがあります。「こんな母親を介護したくない」、「介護を受ける資格もない父親だ」と心の中で思いながら、義務感や世間体を気にして親の介護をしている人がいる、というのも現実です。介護される人（被介護者）との思い出が少ない介護者（介護をする人）の場合、たとえば義理の親の介護をする人などの場合には、わりあい早くに、多少の不安があるだけで、自力で介護できないという「介護限界」に達します。

その時、看護師⇕ケアマネージャー、看護師⇕医師、ケアマネージャー⇕訪問介護員

（ヘルパー）といった医療者間の関係がスムーズで、理想的な状態である場合、介護者は連携がうまくいっている雰囲気に、安心感や癒しを感じることがあります。良好な人間関係によって支えられることにより、介護者の抱える被介護者に対する人間関係の困難さが軽減されるのです。

そして、医療者側もこうした連携によって、悩みを持つ介護者を一人で抱え込むことなく、現場経験が浅く不安の多い新人医療者を複数のまなざしで包み込み、成長を支えてもらうことで、さらにすぐれた組織・すぐれた連携が構築されていきます。つまり、良好な組織や連携・人間関係は、〈適度な弱さ〉によって育つのです。

また、私の勤務する診療所のある地域では、多くの高齢者虐待は予防可能であると考え、介護者を孤独にしないように、地域包括支援センターや訪問看護師、ケアマネージャー、「高齢者見守りぼっくす」、町内会、時には警察官にも、見回りや声かけの協力を得ています。

●高齢者見守りぼっくす（東京都シルバー交番事業）

高齢者の在宅生活の安心を確保するため、高齢者の見守り支援を専門とした相談窓口です。社会福祉士等の資格を持った相談員が、地域の高齢者宅を戸別訪問し、地域での見守りを必要とする高齢者に対し、民生委員、自治会、関係機関と連携してネットワークを構築し、地域で安心して生活できるよう支援します[10]。

介護資源の活用——地域による支え

ヘルパーや介護福祉士（ケアワーカー）の訪問介護を頼むことにより、在宅高齢者の身の回りのことや体の清潔などを維持してもらうことができます。また、介護用品レンタル・福祉用品レンタル（福祉用具貸出）を利用することで、ベッドや手すりなどのレンタルをはじめとする、福祉用具の選定の援助・取付け・調整等を行うサービスを受けることもできます。また、通院のための介護タクシーの手配、施設でのショートステイなどを利用することで、介護者の体力的・精神的な負担をだいぶ軽減することができます。

生活者はケアマネージャーと相談して、決められた範囲内でこうしたサービスを利用することができます。また、利用手続きについてもケアマネージャーから教わることができます。負担は利用料の一割が原則ですが、状況によって変化しますので、身近なケアマネージャーとよく相談されることをおすすめします。

老後の暮らし方はそれまでの過ごし方による

かつては「人生五〇年」と言われていました。「親孝行したい時には親はなし」とも言われていました。しかし近年では、多くの人が定年退職を待たずに親の介護問題と直面するようになりました。子どもがいても同居することもあれば、遠方で生活を築くこともあります。また未婚・非婚・離婚・別居などにより、一人で親の介護を背負わなければならない人も多くなってきています。

一人ひとり、ライフスタイルも寿命も違います。自分らしい人生設計を自分の責任で立てなくてはなりません。親を介護すること、介護を受けることについては、いまや若い時から考えておくべきことの一つとなったのです。小学生の頃から、考え、思想するのも大切なことです。人生のどこかで、介護をしたり、介護を受ける必要が生じることを視野に入れることができれば、単なる仕事人間になることの愚かさ・恐ろしさも、家族・友人・地域社会との関わりの大切さも理解できるようになります。ボランティア活動や地域サークルなど、仕事や家族以外の集団に参加し、さまざまな人と出会うことは人生を豊かにしてくれます。

同時に言えるのは、家族を愛し、周囲の人の愛を受けてきた人は、最期の時に豊かな生活を過ごすことができているようだ、ということです。家族を愛した人は、お金を愛した人よりも、豊かな老後のあることが多いのと同様です。

もちろんお金も大切で、お金について不誠実であった人は、最後はその人自身がそのように対応されてしまいます。いままで、年金も医療保険料も介護保険料も払ったことがない人の老後は、大変な困難を強いられるものとなってしまいます。その人を支えようとする医療者も自治体もとても苦労することになります。なかなか本人の思い通りとはいきません。たとえ、仮に過去に犯罪歴がある場合であっても、きちんとその罪を償い、保険料をしっかり納めていれば、さまざまな配慮を自治体は行ってくれます。つまり、その人が生きてきたように、人は最期を迎えるのです。

これからの日本は、高齢者が多くなり、高齢者を支える労働人口が減少する社会になります。市区町村からの税金による「公助」には限界があることは明らかです。そして、スポーツクラブに通って自分で体をきたえたり、夫婦や兄弟など家族に生活を支えてもらうなど、自治体に頼らず自分を守る「自助」も、高齢となるにつれ、困難となっていきます。これからの社会では、介護保険のように制度化された相互扶助である「共助」や、近隣の助け合い、ボランティア、ＮＰＯ等の支援による「互助」が求められていることは明らかです。

10　一人暮らしの方へ——最期を迎える準備について

本章では、一人暮らしの方が人生の幕引きをするには、どのような準備が必要かを中心にお話ししたいと思います。心備えという点では、どなたにでも当てはまる事柄です。お読みいただき、参考にしていただければと思います。

増える一人暮らしの高齢者

二世代、三世代同居の家族でも、若い人たちは昼間仕事に出て行くので、日中だけ一人で過ごされる方は多くおられ、以前から「日中独居」と呼ばれておりました。最近は、同居者がいない一人暮らしの方が増えてきています。年をとり、昼も夜も、一日中、一人で、家の中で過ごす方も増えてきていますが、福祉や介護のサポートによりデイケアやデイサービス等も受けられるようになり、天涯孤独になってしまっても、今日では、何年もだれとも口をきかない高齢者になってしまうことはありません。ただし、本人が天涯孤独を選択（希望）してしまった場合は別です。

一人暮らしになる理由はさまざまです。結婚をしないで過ごされる方は増えており、生涯未婚率は上昇しています。将来は男性は三人に一人が、女性は四人に一人が生涯未婚となると推測されています。また、離婚してから、独身の一人暮らしとなって、そのまま高齢となり、福祉介護のサービスが開始されるケースもあります。結婚していても、配偶者が亡くなり、一人暮らしが始まる方も少なくありません。また、子どもはいても、高齢の親と同居しないことが多くなっていることもあり、今後も一人暮らしの高齢者は増え続けると言われております。また最近は、高齢者自身が子どもと同居することを求めないというケースもあり、同居しなくてよいけれども、子どもには近くにいてほしいと考えている人が多いという傾向があります。その結果、近くに介護者はいるが、本人の生活自体は一人暮らし（独居）という方も多くおられます。

自分の意思を伝えておく

たとえ、介護者がいない独居の方であっても、近くに住む家族が通いで介護される一人暮らしの方であっても、ご自身の残りの人生を最後まで受け入れ、計画されている方の場合は、介護者も医療者も配慮《ケア》をとてもやりやすくなります。反対に、最期の時の迎え方、ケアの中身について具体的なお話しをさせてもらえない方の場合には、これから起こるさまざまな症状・事態に対して、医療者はそのつど本人と相談することになってしまいます。また、検査のための入退院の繰り返しが続くと、本人が自宅へ戻ることを希望していたとしても、情報の不足から、結局は病院から施設や療養型病床への転院になり、そのまま最期の時を迎えることになってしまうことが多いようです。

そのためにも、これから訪れるご自身の死を受け入れ、最期の時の状況を想定して、その場合の方針を大まかにでも決めておかれることが大切です。またその内容について、主治医・担当看護師・ケアマネージャー（介護支援専門員）・市役所の担当職員に伝え、あらかじめ同意を得ることも肝心です。

- 痙攣・発熱・嘔吐・疼痛・呼吸苦などの症状が起こった場合はどうするのか
- 苦痛緩和は積極的に行うか（点滴／必要な時は積極的に麻薬も使用する、など）
- 延命治療はどこまで行うのか（心肺蘇生は行わない／あるいは心臓マッサージや人工呼吸器装着はしない、など）

• 急変時の対応をどうするか（苦痛が強い場合は家族と相談して救急搬送する／絶対に入院しない、最期まで家にいる／家族の負担が強い場合は入院や入所する／意識があるうちは家にいたいが、意識がなくなった場合はどちらでもよい、など）

• 主な介護者や、キーパーソンとなる人はいるのか（急変時や治療方針・介護方針の確認をする人はだれか）

これらの点について、ときには本人や家族（可能なら）と医療者だけでなく、市区町村の役所の担当職員を交えての意思確認と了解が必要です。

私の勤務する診療所では、独居の方の訪問診療を始めるにあたり、家族がおられる場合には、先に挙げた点について、家族・本人と事前に方針を確認します。相談できる家族がいない場合には、必ず役所の職員同席のうえで、本人と方針を決めることになります。通院が困難な、がんや肺気腫のような病状の進行によって死亡する可能性もある疾患の場合には、その後の対応を役所が責任をもって対応してもらえるよう、確約をもらいます。介護保険制度が始まる以前、市区町村などの各自治体にこうした対処について積極的に取り組んでもらえることはまれでしたが、最近は多くの役所で熱心に関わってもらえるようになりました。こうした変化の背景には、多死時代がすでに訪れたことによる、さまざまな事情や状況の変化があるのだと思います。

在宅での一人の最期の迎え方についての相談がめずらしくなくなったことと同時に、孤独死もめずらしいものではなくなってきています。孤独死をふせぐ一つの方策として、訪問診療・訪問看護などの関わりの成果に期待が集まっていると言えるでしょう。

八〇代のがん末期の男性は、永年苦労をかけた妻に前年先立たれ、一人暮らしでした。通院が困難になり、大きな病院から私の勤務する診療所を紹介され、私たちを自宅に招かれました。しかし、家の中には亡き妻の思い出がたくさんあり、それはなにものにも代えがたい価値のあるものでした。とくに写真や思い出の品が飾られているわけではなく、どこにその思い出があるのかは、他人である私たちには全く理解できませんでした。お子さんも親戚もいないとのことでしたが、本人には明確な方針がありました。「最期まで、できるだけ、ここ（自宅）にいる」。私たちとの話し合いの中で、もう一つ明確にされたことは徹底した苦痛緩和の方針でした。「苦痛は、できるだけ取り除いてほしい。取れきれない苦痛があったら、寝かせてくれ」とまで言われました（「寝かせる」とは、合法的入眠剤の使用や鎮静をしてほしいという意味です）。この方針を医師・看護師だけでなく、役所の職員にも同席をお願いし、それぞれが男性の意思を確認し、その方針を重んじることを約束しました。役所の担当者とは、最期の時、葬儀社の選定と手配を役所にスムーズにしてもらえるよう確約を取り、非常時の連絡先も決めてもらいました。自治体によっては、本人の死亡確認後、役所ではなく医療者または、主治医と連携して訪問看護師から、直接葬儀社に連絡し、死体の清潔な保管を早急に行う方針にしているところもありますが、多くの市区町村は役所から葬儀社に連絡を入れる仕組みになっているようでした。

自分は何をどこに残すか

がん末期の七〇歳の男性は、離婚により独居となった方でした。最期までできるだけ自宅にいて、整理をしたいとのことでした。そのほか、死後の葬式の方法から墓地の選定まですでに済ませ、さらに財産の処分を司法書士に依頼していました。そこで、その司法書士の方に立ち会ってもらい、本人と治療・在宅療養の方針を確認しました。この時も、親戚を呼んでほしくないとのことでしたので、役所の担当職員にも意思確認に立ち会ってもらいました。緊急時であっても、司法書士の方は祝日や夜間の呼び出しには応じないとのことだったからです。

このように、在宅医療を支える法曹界の取り組みはまだまだ不十分であるのが実情です。夜間・祝日に容態が急変した場合に、身元引受人となっている司法書士や弁護士に連絡が取れず、本人の意思に反して入院させられることも、以前はめずらしくありませんでした。しかし、救急車の出動も病院の救急医療も、治療を対象とした制度です。看取りや搬送を目的とした利用は好ましいものではありません。十分な制度や適切な対処法がない場合に、既存の制度を代用し、急場をしのぐやり方を繰り返している現状はとても残念なことです。適切な制度がない場合には、私たちはそれを作り出す努力をすべきです。急病人への対応だけで、すでに救急隊員や救急病院のスタッフの努力は、限界に近づきつつあります。適正な制度改革は、ニーズの変化に沿って執り行われるべき施策です。

一人暮らしの最期には、その人の部屋に、私たちはメッセージを感じます。いままでの思い出の一切を捨て去り、写真も書類もすべて処分してしまったという方もおられました。過去を否定し、すべてを捨てて、わずかばかりの財産を遠方の親戚に遺されました。あるいはこれは、何らかのゆるしを期待しての遺産だったのかもしれません。

最期の時に、過去を懐かしく思い出して幸福感にひたるのも、過去の一切を忘れ、否定することにより幸福感を得ようとするのも、どちらも意味のあることです。それを選ぶことができるということに、その人の、人間としての尊厳があるのだと思います。

独居と孤独感

独居生活者の方が最期まで家にいられる可能性は、さまざまな事情で、家族がいる方と比べれば低い傾向があります。最期まで家にいたいと思いつつ、病状進行によって、入院を余儀なくされることもあります。その理由は、一人ひとり違いますが、その中でも、一番多かった明確な理由は「呼吸苦」「自分一人では動けなくなったこと（ＡＤＬ低下）」でした。そのほかの理由は「さみしいから」と「家族の事情」でした。

「呼吸苦」とは、かならずしも酸素の不足・低酸素状態を意味しません。酸素吸入、モルヒネ・ステロイドの投与などによっても十分な効果がない場合には入院したいという人と、そのような治療を受ける必要が生じた段階で、入院したいという人もいました。がん末期の方の多くは、一時的に呼吸苦を感じる時があると言われています。けれども、そうでない場合の「呼吸苦」の背景には、「さみしさ」「スピリチュアルペイン」があると思われることはめずらしくありません。

九〇歳の一人暮らしの女性は、夫が亡くなった後も、子どもたちが結婚して独立した後も、りっぱにご自身のこと、自宅のことをこなしておられました。彼女は最期まで夫との思い出のあるこの家で過ごしたいと思っていました。しかし、子どもたちは、「老人を一人残しておくこと」が心配でなりません。「突然、不整脈や脳梗塞が起きたらどうしよう」など具体的な心配がありました。当の本人は、さまざまな危険《リスク》を承知のうえで、自宅での快適な生活に満足していました。しかし、数年後、トイレまで休み休み息切れをしつつ通うようになると、お子さん方は半ば強引に老人ホームへの入所手続きをしてしまいました。

　このような場合でも、老人ホームで、本人が「帰宅したい」と主張すれば自宅に帰れることがありますが、本人に多少でも認知症がある場合には、一般的には帰宅できることはありません。この方の場合、家族は、本人に入所当日にそのことを伝えました。それも、本人の口癖である「私は一人でさみしくて死んでしまいそう」と叫んだ後に切り出したのです。彼女は単に子どもたちと同居したり、たまには泊りに来てほしかっただけなのかもしれません。子どもたちは、「だったら、老人ホームに入りなさい」と言いました。何も知らされていなかった私は、そのやりとりをしている最中というタイミングで自宅に往診していました。彼女は泣きながら、私に「どうしたらいいのかしら?」と心細そうに訴えました。こうなる前に相談してもらえれば、ケアマネージャーや地域包括支援センターの社会福祉士、役所の高齢介護課・訪問看護ステーションなどのスタッフと連携し、対策を練ることができたかもしれません。しかし、その場で私は、「どうしたいですか? 家におられたいのなら、私たちは応援しますよ」と、言うのが精一杯でした。お子さん方にも「ご本人とよく相談してください」とお話ししましたが、最後は本人が覚悟を決め、入所を決断された、ということがありました。

家族介護の限界

また、一人でいることと「孤独感」を覚えることの間には大きなへだたりがあります。だれしも一人でいつづけることに苦痛を覚えるものですが、他人がいることも別の意味で苦痛がともないます。排泄なども含め、身の回りのことを自分ですることができるうちは家にいたいけれども、それができなくなった時点で入院を決意する方は多くおられます。あるいは、はじめから、トイレまで歩いて行けなくなったら施設に入所することを決めている方も多くおられます。最期の時、私たちは、自分と他人のかもしだすハーモニー、すなわち、その方の持つ「ものがたり」(7章参照)や価値観と思い出のうちに住んでいます。それは一人でいることによって必ずしも損なわれるわけではありません。この時の独居生活者について配慮《ケア》すべき心理の特徴の一つは、抑うつ症状です。人はやはり一人では生きていけないのです。この人は大丈夫と思い込むことは、ときに無神経な対応を導いてしまう可能性があります。デイケア・デイサービスのほかにも、ショートステイ・短期入所、地域の仲間づくりやグループホームなどへの入所をすすめることも大切なケアの方法です。とはいえ、だれかと共同生活をすることにもストレスがあり、困難があっても一人で自宅にいた時の方が、幸せそうであった方も多くおられます。

愛のある家庭、心の交わりのうちにある幸せのハーモニーに満ちている家庭でも、時には「最期」にともなうストレスはあります。やさしい娘さんは、体の向きを変える時（体動時）にさえ息切れをするお父さんを直視することができません。また、父親を尊敬している息子さんにはおむつ交換に立ち会うことすらできないくらい心痛を覚えるのもめずらしいことではありません。人が人生の最期を迎えるためには、本人にも家族にも、乗り越えなくてはならない課題を抱えることになるのです。かつてはどんなに立派な人であったとしても、最期には平等に「想定外」の事態が多くあり、勇気と決断力が求められるのです。ケアマネージャーや訪問看護師、訪問薬剤師といった他人の知恵に対して謙虚になり、訪問介護員（ヘルパー）や訪問看護師など「ひとさま」に自分自身をまかせる勇気やすべてをゆだねる決断を下すことが、さまざまな「つらさ」を軽くすることが多々あります。そして、難しい決断に伴うストレスを軽減するのは、「愛」と「あけわたし」であることに気づくことがコツです。

家族介護には限界があります。その限界を早々に決め付けることも、限界はないと幻想を抱くことも正しいことではありません。介護にあたる家族一人ひとりの体調や、本人との思い出など、よくお話しを伺いますと、ほとんどの場合は、おのずとその限界が見えてくるものです。それでも、ご家族からの早めのＳＯＳのサインは必要です。ケアマネージャー・訪問介護員・訪問看護師の助けを早めにもらうことは、本人にとっても家族にとっても、非常に大切なことです。

お金はいくら必要か

一人暮らしで最期を迎えるときに問題になることの一つはお金です。生活保護を受けている人の場合は、地域の福祉事務所の生活保護担当窓口で、必要な費用の相談に応じてもらえます。契約中の生命保険・年金・医療保険・介護保険などで対応可能な場合もありますし、十分な収入がない場合には、ほぼ寝たきりの状態であれば特別障害手当が支給されることがあります。また、生命保険も満期になる前でしたら、死亡時と同額が支払われる場合もあります。それぞれ、役所や契約先の生命保険会社に問合わせて確認しておくことをおすすめします。

葬儀についても、役所と提携している葬儀社が引き受けてくれます。しかし、わずかでも一定の財産がある場合には、ペットの委託先のこと、自分の住まいや持ち物の処分、葬儀のこと、墓のことなど、細かい自分の人生計画の遂行を、友人や、司法書士などの専門家にお願いしなくてはならなくなります。社会福祉士や弁護士に成年後見人の手続きを依頼することも、時には必要になるかもしれません。自宅で最期まで過ごしたい方には、ケアマネージャーはじめ、多くの人に相談することが必要です。どのような過ごし方をしたいのか、明確にしておけば対応できる場合が多くあります。もちろん、実現不可能な独りよがりな要求であったり、特定の人に過度の負担を強いてしまうような場合には、希望通りにいかないこともあります。

死亡届と葬儀について

近親者がいない場合や、一人暮らしの方の場合は、死亡届をだれが出すのか、だれが埋葬するのかが問題になります。ここで、簡単にその仕組みを整理します。詳細はお近くの市役所などでお尋ねください。

死亡届は、同居の親族、同居していない親族、同居者、家主、地主、家屋管理人、土地管理人、刑事施設などの公設所の長の順に提出することが義務付けられていますが、順位によらず、親族・同居者が出されることが多いようです。したがって、身寄りのない方が病院で亡くなられた場合には、病院の管理者である院長名で届けが出されることになります（死亡届の要件は戸籍法第八六条、第八七条、第九三条及び戸籍法施行規則第五八条に記載されており、状況にいます）。

より、第九三条、第五五条及び第五六条の規定は、死亡の届出にこれを準用することになって

埋葬は、身内にだれもこれを行う人がいない場合は、死亡地の市町村長に埋葬する義務があるとされています。このことにあまり市町村役場が関わる意思のないこともありますので、事前に市役所とよく相談されることをおすすめします。だれも遺体に関与しなくなり、死体遺棄になるようなことは実際にはありませんが、スムーズな流れをつくることは、大切なことであり可能です。どこに埋葬してほしいのかなどを、事前に決めておられる場合には、生前に入金して契約することもできます。

なお、死亡届は死亡後七日以内に、死亡者の本籍地・死亡地・届出人の現住所の市役所に提出できることになっておりますが、書式の不備の訂正や、確実な遺産処理のためには、早めに提出することをおすすめします。

11　人が最期に体験すること

人間は弱い存在でありながら、強い業《ごう》を抱くものです。元気な方なら、「何を食べたいですか、何をしたいですか、どこに行きたいですか」という問いかけに対して、長々と答えることができるものです。銀座の名店の一品を食べたいとか、ディズニーランドに行きたいとか、思えるのは実に幸せなことです。しかし、病気が進み、最期の時に、寝返りも打てない中で、そのような思いを抱くばかりで、そのような願いがかなえられないのなら、生きていても意味がない、と感じてしまうのはつらいことです。多くの人は、この時点で、そのような願いを持たなくなったり、固執しなくなります。

あけわたし――不安をゆだねる

元気な時に大切なものは「お金」。そして、病気になった時には「健康」が、かけがえのないものと思えるようになります。そして、病気が進行すると、私たちは自分自身の存在に対して無意味さ、心の痛み（スピリチュアルペイン）を感じるようになります。そして、一部の人たちは、どうしても手放せないものが最後まであります。握っているものを、だれかにゆだねることができれば幸せになれるのに、それができません。だれかにまかせてしまえばいいと、本人も理解している場合もあります。

進行がんのある九〇代の男性は、自宅でいつも三〇代の女性の写真をにやにやとみつめていました。「何をしてらっしゃるのですか？」と聞いてみますと、「はい、ロマンチックしているんです」と笑顔で答えられます。

がんの進行により、意識が衰え、尿も出ない状態になり、あと数日の命と家族も思っておられました。そのまま数週間がたち、娘さんから「どうして死なないのでしょうね」と質問されてしまいました。「それは、私にもわかりません。ただ、耳は聞こえていますよ」とお答えしました。声をかけると目元が動くからです。娘さんは喜んで「えっ、耳、聞こえているんですか！」と言って、父親の耳元で大きな声で話しかけました。「お父さん。もう、お母さんのところに行ってもいいからね。私はもう大丈夫」。

写真の女性は、若くして亡くなった奥様で、男性は男手ひとつで子どもたちを育ててきました。もう孫もいるような娘さんですが、彼女としては、亡くなる前に父親が、意識が遠のく中でも娘のことが心配で、気がかりになっているのだろうと思ったのでした。「私はもう大丈夫」という娘のことばで、どうしても手放せなかった心配事が無くなったのか、男性はおだやかな表情を浮かべて息を引き取り、亡くなられた後も、ご一族を見守っているかのようでした。

私たちは思い煩《わずら》い、悩む存在です。それでありながら、私たちが思い煩ったり、思い悩んだりすることによって、事態が好転することはありません。私たちの考えこむ価値があることがこの世にはたくさんあるにもかかわらず、私たちは内なる不安に負けてしまい、悩み続けることを選択しているのです。心配の種を、信頼できるだれかにゆだねることができた人は幸いです。また、最後の最大の思い煩いをこのように、周囲が気づくことによって解消されることもあります。

最期の時の過ごし方は、その方とその家族が何を大切にしているかという価値観と、その方とその家族の持つ歴史、「ものがたり」によって違ってくるものです。けれども、その人の最期の時を、その人と家族がおだやかで満ち足りた手ごたえのうちに一緒に過ごすことができたなら、残された家族には見送った事柄そのものが、時間を超えて永遠に大切なものになるように思われるのです。

せん妄

「せん妄（譫妄）」とは、わかりやすく言いますと、意識レベルが下がって周囲を正しく認識できなくなる急性の脳機能障害のことです。短期間に幻覚、錯覚、不安、精神運動興奮をともなう軽度から中度の意識障害を起こします。また、がんにかぎらず、高齢者では手術を受けたり、入院したりしただけでもこのような症状が出ることがありますし、人生の最期にもせん妄が生じることはめずらしくありません。亡くなったはずの夫や親などが幻覚として現れることもあり、昔は「お迎えが来た」などと表現されていました。

この最期におけるせん妄（臨死時せん妄）は、治療可能なものも多くありますが、治癒は一般的に困難です。このような症状は、「うまく表現できない苦痛」や骨盤内の苦痛のような「とりわけ尊厳が侵されたような強烈な痛み」の延長に生じていると思われることもあります。ときには、せん妄もまた、一つの「逃避」と感じられることもあり、その対応は画一的にいくものではありません。その人、一人ひとりがそれぞれ持っている「ものがたり」や価値観を知ることがその助けになります。

せん妄も認知症も、治療しても効果の現れない難治性《なんじせい》である場合には、精神科を含めた多科にわたる多くの専門科に関わってもらうことが必要となるケースもあります。また、活気が落ちただけにしか見えなかったり、抑うつ状態と間違われる「低活動性せん妄」のように、診断に難渋する「せん妄」も少なくありません。

せん妄の状態であっても、幻覚としていろいろな人が見えるだけで、現実に存在している周囲の人たちとも同じように、その人たちと楽しく会話している方もおられます。その場合には家族に、その内容、すなわち、せん妄から生じた幻覚を否定しないことを、私はすすめています。これは一般的な認知症への対応とほとんど同じです。ただしアルコールをよく飲んでいた人の場合、時には「虫が這っている」などの不快と苦痛を伴う幻覚を体験することもあります。この場合の治療には、薬が必要となることもあります。

せん妄への対応

昨今は、認知症と並んで、せん妄の症状を起こす人もめずらしくなくなってきました。ここで私たち訪問医療の医療者が心がけている、せん妄の方への対応について、紹介しましょう。

（1）安心を与える

その方にお会いした時に、まず、現在の状況をすべて説明してしまいます。「主治医の○○

です。一週間ぶりですね。今日はお彼岸で、いい天気でよかったですね」など、周囲の様子とその人と自分の関係についての情報をおり混ぜて挨拶をします。

その時に、「私のことを覚えていますか？」などと、相手を試すようなことを言ってはいけません。不安を与えないようにするのです。いま、だれと会っているのか、何をしなくていけないのか、何を話さなくてならないのかなどを、思い出す必要がないようにしてあげます。こうすることで、ほとんどの人は「ああ、○○先生、ひさしぶり」などと言って、話しかけた相手のことをわかってくれます。このように、相手に情報を与えることにより、その人の不安を取り除くようにすることが大切です。情報は提供しますが、その後は基本的には、本人に語ってもらうようにしています。訓練と称して、物をかくしてみたり、状況の判断を答えさせたりすることは、不安を与えますのでやめましょう。ただし、私たち医療者は病状の把握のために、せん妄スコア・認知症スコアを測定しなくてはなりません。その時は、相手に不安を与えていないか細心の注意を払いつつ、測定しています。

(2) 相手の環境・状況に介入する

カレンダーを置いて今日は何日かがわかるようにしたり、家族やヘルパーさんにお願いして、夜は部屋を暗くして時間の経過を理解できるようにするなどして、その人の体内時計を刺激し、生体リズムを調整するようにします。もちろん、夜間トイレに行く時は必ず電気をつけるなど、転倒予防にも配慮することが必要です。終末期になると睡眠剤を服用する人も多く、暗いと平衡感覚が乏しくなって転倒しやすくなるため、細心の注意が必要となります。

（3）対応の仕方を身につける

一人ひとり、相手との適切な距離というものがあります。自分の手の届く範囲に急に人が入り込むと、危険を感じる人もいますので、ゆっくり近づいてあげることが大切です。また、終末期の患者は視線が定まらないことが多いのですが、話しかける場合は視線をはずさずに、やさしく、正面から見つめ続けることが大切です。

私たちの顔だけでなく、手が見えると安心される方もいます。その場合には、両手を自分の頬や顎、または胸の前に添えておくとよいようです。

また、高齢者に対してはとくに、「なぜ」とか「どうして」という表現は、相手をとがめるような印象を与えてしまうので、使用しないようにするなど、日ごろから接し方に注意することも大切です。「教えてください」「～させていただけますか」など、丁寧な日本語を使うよう心がけることをおすすめします。

話し方だけでなく、相手に不安を与えないためにも、ゆっくりと動くことは大切です。ゆっくりお話しし、のんびりとした雰囲気で、おだやかな表情で会話するようにします。けれども、せん妄が強く、本人が激しい困惑を起こすような幻覚がある場合、あるいは本人がつらそうな場合には、ゆっくりと対応するのは容易なことではありません。また、被害妄想がある方を訪問する時は、医療者やヘルパーの場合、本人や家族に誤解を与えることを防ぐためにも、できるだけ一人では訪問に行かないようにしています。このように、家族以外の人間が一人で会わないようにすることも、大切な気遣いの一つです。

身のおきどころがない感覚

最期の時が近づくと、うまくことばでは表現できない苦痛を訴える方も多くおられます。とくに多い表現が「身のおきどころがない感じ」です。多くの場合にはステロイドなどの薬により諸症状が緩和されることが多いようです。痛みをはじめ多くの自覚症状は、本人に表現していただけませんと、周囲の家族も医療者もその苦痛を思いやることができません。皮膚が赤くなっていたり、骨折している場合には、その痛みや苦痛を想像することができますが、内臓の病気であったり、「からだがふわふわする感じ」などの感覚であったりする場合には、本人からの表現、訴えがなければ周囲は理解できません。

あるまじめな男性は、生まれてから今まで「痛い」と言うことばを使ったことがありませんでした。「男子《だんし》たる者は痛いなどと騒いではならない」と、幼少時から教育されていたとのことです。そのような方にも骨折やがんの進行により「痛み」は生じます。そのとき、彼は「表現できない不愉快な感じが腰にある」と言われ、次第に「今まで経験したことのない苦痛」「身のおきどころがない不快」などと表現されるようになりました。最期まで「痛い」とは言われませんでしたが、医療者は痛みがあると判断し、がん性疼痛に対し麻薬などを処方し、苦痛を和らげるよう処置しました。

このように、痛みに対して、その方の持つ「ものがたり」や価値観を前もって知っておくことができる場合には、周囲は比較的適切な対応をすることができます。はじめのうちは、「そういう時は『痛い』と言ってください」と本人にお願いする看護師もいましたが、本人にとっては、それを表現をすることにかなりの抵抗がある様子でした。そのため、医療チームで話し合い、その人の表現を正しく解釈し、ありのままで受け入れることにしました。実は、「痛い」と言うことそれ自体が、自分の尊厳を傷つけることになってしまうと感じている人は、意外と多いように感じます。

息が苦しい

最期の時には、ほとんどの人がなんらかの息苦しさ、「呼吸苦」を感じるという調査結果もあります。どれほどの割合なのかは、調査や各医療者の印象にもよりますが、息苦しさは単なる呼吸不全や低酸素状態を意味するわけではなさそうです。私たち在宅医療の医療者は、「呼吸苦」を心の痛み、スピリチュアルペインの一つとして捉えようとしています。

人は意識をして、息を止めたり、空気を吸ったり吐いたりして、「呼吸」をすることができます。また日常は、意識をしないで呼吸しています。寝ている間も、心臓が自律して動いているように、呼吸もしています。また不安になったり、びっくりした時に、意識せずとも、呼吸は速くなったり、息を飲むように呼吸を止めていたりしていることもあります。そのことにより、周囲の人は、その人が今不安になっているのだと理解できることがあります。反対に、ゆっくり息をして、深呼吸して、気分を落ち着かせることもできます。このように、もともと呼吸とは、その人の気持ちと強く結びついた行為なのです。

呼吸苦を訴える人に低酸素状態がある場合には、酸素投与などにより多くの場合、症状が軽減されます。また、十分な酸素があっても呼吸苦を感じられることが、少なからずあります。肺気腫や肺がんなど肺に病気がある場合だけでなく、全身状態の悪化に伴って呼吸苦を感じる方もいます。その場合も酸素が有効であることもありますが、ステロイド・塩酸モルヒネなどがより効力を発揮する場合もあります。時には精神安定剤の使用に効果があることもあります。

さまざまな病気が進行し、臨死に近づいている、あるいは脳に障害がある場合などに、「無呼吸」が生じることがあります。家族はそのたびに、「今すぐにも、呼吸が止まりそう」という気持ちになり、緊張が走ります。たしかに、そのようなこともありますが、多くの場合、無呼吸を繰り返すだけで、すぐに亡くなることはありません。介護する家族には、心安らかにすべてを受け入れて、臨終の時を迎えようとしている人の手を静かに握るとともに、自分たちが疲れきってしまわないよう体調を気遣いつつ、交代で休まれることをすすめています。

12　家族を見送る、悲しみと向き合う

人生の最期をどのように過ごすか、どう過ごしてもらうか。これは、自分の人生に幕を下ろそうとしている本人はもちろん、またその人を見守る家族にとっても、さまざまな思いが交錯するものです。そのような意味で、最初の面談の時に、私たち医療者が主介護者やご家族に、「今の気持ち」を伺うことは意味があります。

看取ることで癒された怒りと悲しみ

ある女性のケースです。夫がまもなく退院となるので病院へ行ったところ、主治医から夫ががんの末期であるという告知を受けました。「治療は緩和医療が主になるため、診療所からの往診中心がよいでしょう」とすすめられたので、医療相談員からの紹介で、私の勤める診療所に来られました。

最初の面談の際、訪問診療の説明を行う前に「どのようなご主人ですか」と聞きましたところ、「やさしくない人で、実は離婚調停中です」と淡々と現在の状況について説明されました。「はじめて、医療者に今の状況を説明することができました。ただ、子どもたちの父親ではあるので、最期は看てあげます」と、彼女は言われました。夫は「浮気もしたことはない、かせいだお金もすべて妻に渡しているのだから、離婚なんておかしい」と、最後まで離婚届に判を押さずにいました。

多くの男性は、浮気をせず、給料をすべて妻に渡す男性は、夫として一〇〇点満点だと思い込んでいます。しかし、多くの女性たちにとってそれはあたりまえで、夫婦のあり方として、共働きやパートタイムで働く主婦が増えている今、夫の評価は仕事以外の「やさしいことば」や「いたわりの態度」「素敵な思い出」によって決まるようです。多くの夫婦は、お互いのルールが違うのに、同じ立場でゲームをしているような状態に陥っています。けれどもこの女性は、このようなすれ違いもあと一か月の辛抱なら、いままでの数十年間の集大成として、あとひと月だけ、我慢しつづけてみようと決意されました。もちろん、遺産のこともあったかもしれません。そうとは知らずに、夫は愛する妻が半年ぶりに帰って来てくれたことを素直に喜び、最期までおだやかに平和な生活を過ごすことができました。解決できない困難に出合っても、知恵と周囲の協力と、何よりも覚悟があれば、問題がこのように解消されていくこともあります。

おだやかに亡くなった夫を見て、妻は涙ながらに心を込めて、訪問看護師とともにエンゼルケアをしていました。

「エンゼルケア」とは、亡くなられた方の死後処置のことです。

① 体内に残った尿や便を外に出す
② 体をきれいに拭く。入れ歯を使用していた人の場合はこの時にはめてあげる
③ 綿などを鼻、口、耳、膣、肛門に詰めて体液の漏出を防ぐ
④ 髪と整え、ひげをそり、服を着せたり、手を組ませる

これは、単に医学的・清潔の維持のために行われるだけではありません。①や③は医療者が行いますが、②や④などの作業を家族もともに行うことにより、その人が亡くなったことを受けとめ、楽しかったことやつらかったことなど故人との思い出を訪問看護師に語り、ことばで整理する作業が「死後の備え」となります。その結果、葬儀の準備を開始するための心の準備ができてきます。

最近では、女性の顔にきれいなお化粧をほどこすだけでなく、男性の顔を生前のようにいき

いきとした肌に整える方法もあります。依頼すれば葬儀社などに行ってもらえます。

一生懸命、父親の介護をしている四〇代の娘さんがいました。「お父さんとの思い出はありますか?」と聞きましたら、「楽しい思い出はありません」という答えが返ってきました。本当はお父さんが大嫌いなのだそうです。ただ、父親を介護している母親がこのままでは介護疲れで倒れてしまいそうなので、しかたなく、自分が父親の介護をしていると言いました。彼女の父親はタバコをたくさん吸う、いわゆるヘビースモーカーでした。娘さんは小児ぜんそくになり、主治医からお父さんは禁煙すべきだと言われていても、父親は娘のことを思って禁煙するようなことはありませんでした。それなのに、数年前に父親は自分が心筋梗塞になった時、主治医のすすめでピタッと喫煙を止め、それ以来禁煙を続けていたのです。「娘のためには禁煙できなかったのに、自分のためには禁煙できるなんて、そんな身勝手な父親を好きになれない」と言っても、だれも彼女を責めることはできませんでした。

私たち医療者は、そのような娘さんを、そうした気持ちのまま受け入れました。また、病気の父親も、また、介護疲れの母親も、二人の状態を把握し、配慮《ケア》することにしました。介護用品レンタルなど、自治体が提供する介護資源をさまざまに活用することによって、母親も介護疲れから解放され、娘さん自身も仕事と家族(夫や子どもたち)の世話の両方をこなしながら、介護にあたることができました。父親は最期にあっけない形で息を引き取られましたが、娘さんは、その時になって、自分の心境の変化に気づきました。葬儀の後、私たち医療スタッフのところの挨拶に来られて、次のように言われたのです。「いままで、みなさんからの在宅医療・訪問看護を受けることができて、ありがとうございました。このことによって、最期の時に父のことを心から、『愛おしい』と思えるようになりました。本当にお世話になりました」。

父をゆるせなかった自分自身をゆるすことができないと、彼女が悩んでいたのが一年前であったことを思うと、何とも懐かしく感じられたものです。こうした出来事を通して、人間関係の困難は良好な人間関係に包まれることによって癒されることがあることを、娘さんとともに、私たちも学ぶことができました。

グリーフケア――喪の悲しみへの配慮

大切な人を亡くした時、私たちはとても大きな悲しみを覚えます。母であれ、父であれ、友人であれ、その人が亡くなったことで自分の一部をもぎとられてしまったかのように感じます。

・悲嘆が起こす様々な症状

感情的な症状……不安・抑うつ・孤独感・怒り・非現実感
症状の進行（深化）により多岐にわたる症状が発症
↓無力感・罪悪感・思慕・集中力低下・自尊心の低下
生理的な反応……幻覚幻聴・泣く・不眠
身体的な症状……食欲減退・疲労感・過活動・探索行動・ひきこもり

右のような、大切な人を失い悲しんでいる人、喪に服している人への配慮《ケア》を「グリーフケア」と呼びます。

『悲哀とメランコリー』[11]という本をオーストリアの精神分析学者ジークムント・フロイトが一九一七年に書きました。その中で「悲哀」とは、愛する人を失ったことに対する心理的反応であり、「（病気ではない）正常なもの」とし、「メランコリー（憂鬱、抑うつ）」を病理的状態であるとして治療の対象としました。

一九四四年には、ハーバード大学の精神医学教授エリック・リンデマンは、四九一人の死者を出した一九四二年のボストン大火で負傷した人々のうち、回復が遅れている人たちには精神的問題があることに気づきました。時間とともに自然に癒されていく「生理的悲嘆」と違い、悲しみが長引くことで、身体的症状も回復が遅れ、治癒になかなかいたらない人たちの持つ

「病的悲嘆」に気づきました。この病的悲嘆を「正常の悲しみ（悲嘆）」に変えていくこと、たとえつらくとも悲しみから逃げずに向き合い、これを受けとめる（受容する）ことが必要であると述べつつも、それができないでいる人々が多くいることに気づいたのです。亡くなった家族の面影を見る苦痛に耐えられない人、喪失の現実に直面しようとせず、ただ慰められることだけを待ち望んでいる人、あるいは悲しみから目を背けて新しい計画に没頭しようとする人には、心理的・精神的課題が多くあることが明らかになってきました。

そのほかにも「十分に悲しめなかった人」「（悲しみをともに）受けとめる人がいなかった人」「故人が急死であった場合」「多少とも故人の死に責任を感じている人」などが、悲しみが引き起こす病的な反応（病的悲嘆反応）を起こしやすいと、その後理解されるようになってきました。

こうした研究に基づく正しい知識の普及により、従来あった誤解が解消されていきました。たとえば、①悲しみで混乱した人は立ち直れない、②専門家だけが対応できる、③一人にしておいてあげれば自然に立ち直る、といったことなどです。けれども多くの場合、友人・家族・知人たちの援助が少しでもあれば、立ち直ることができることが、広く知られるようになりました。

①喪失の事実を受け入れる
②悲嘆の苦痛を経験する
③その人がもういない環境に適応する
④亡くなった人を自分の中で新しく意味付けする（再配置）
⑤自分の生活に力を注ぐ

今日、悲しみからの立ち直りには、この五つの過程（プロセス）の体験が大切であることが知られています。詳しくは、各種グリーフケアの解説書を参考にしていただきたいのですが、ここで少しだけ解説します。

多くの人はこれらのことを、葬儀などを経ることで自分自身の体験として悲しみを乗り越えていきます。葬儀などの儀式は、残された家族（遺族）にその人の死を受けとめる、「受容」に導く手助けになります。その儀式の時期に十分に悲しみ、喪に服する時間の中で、遺族は悲嘆の苦しみを経験します。この苦しみの過程を回避すると、時に悲哀を長引かせてしまうこともあります。[12] ただし、この悲哀の直面は、事故や事件に巻き込まれた場合など直面しない方が好ましい特殊な場合もあり、必ずしも遺族が悲嘆の苦しみを味わうことが大切というわけではない[13]ことは、読者のみなさんにも理解いただけると思います。

亡くなった方はすでにこの世にはいないのですが、いなくなったのは、現実の、目に見える世界においてのことです。けれども、遺族の内面においてこそ、その人の存在が重要になります。一人ひとり、今を生きている人の「ものがたり」の中で、とりわけ重要な登場人物がいなくなってしまった場合でも、生きている以上、その「ものがたり」の続きを書かなくてはならないからです。

特に妻を亡くした男性の場合、自分の「ものがたり」の主人公を失くしたかのような感覚に陥る人が多いようです。良いことも、悪いことも、すべては妻がそばにいてくれたから、楽しかったり、誇らしかったり、あるいは後ろめたかったり、罪責感を感じたりしていたのだと、自分で気づくことから始めなくてはなりません。このような気づきについては、同じ苦しみを味わった人でないと、理解したり慰めあったりすることができないことがあります。

今日では、生活の基盤となる小さな共同体（コミュニティ）は破壊され、さらに、高齢の男性は友人を作るのが下手な人が多いため、社会の中で孤独な男性が増えていくことになります。夫婦で、妻が先に亡くなる確率は、五組に一組という割合です。可能性は低くとも、そうなる可能性があることを、すべての男性は理解しておく必要があると私は思っています。しかし、それを受け入れることができる男性はきわめて少数のようです。

亡くなった人は「自分のそばで見守っていてくれている」など、適切に自分の中でその人のことを自分の内に収める（再配置する）ことにより、私たちは、今の自分を地に足のついた状態にもどすことができます。愛する人を失った悲しみよりも、その人に出会えた喜びを感謝をもって受け入れ、亡くなった人のことを苦痛なく思い出せるようになった時、この人の「悲哀、グリーフ」は完了したことになります。

長引く悲しみ、苦しみへのサポート

愛する人の喪失後、時間が経過しても回復が見られずに、悲しみや苦しみが長引いて（遷《せん》延《えん》）しまう悲嘆を「遷延性悲嘆《せんえんせいひたん》」と言います。こうしたケース（遷延性悲嘆または喪の悲しみ）に対して、精神科医など専門家の間で用いられているプログラムもあります[14]。実際の故人との思い出だけでは完全に癒されていない遺族の気持ちに、カウンセラーがよりそい心の中で故人との思い出を一緒に整理したり、時には再配置したりする、といったものです。このような解決の仕方の必要性を含めて、配慮を検討することが大切です。

「あなたが悲しんでも、亡くなった人は喜ばない」とか、「迷惑をかけた職場のためにも、仕事をがんばりなさい」といったことばが、時に相手を傷つける可能性のあることを知っておくことは大切です。けれども、喪に服している人へのことばがけについて、ほとんどの人は、学習する機会がありません。苦しむ人への配慮《ケア》の基本は、「傾聴」「共感」「支持」の三点です。これらについては、7章も参照していただけると、いくつかの気づきが与えられることと思います。

長引く悲しみから解放するプログラムについては、多くの本もあります。悲しみに長く沈む人の力になりたいと思われる方は、チャンスがあれば十分なトレーニングもつんだ上で、実行に移していただきたいと思います。

看取りに悔いを残さないために

遷延性悲嘆の症状が現れるにはその人それぞれの理由がありますが、とくに愛する人の看取りについて悔いを残すことがあるような場合には、立ち直ることが難しいほどの悲しみや苦しみに陥ってしまうことが多いようです。私たち医療者は経験的に、次に挙げる三つのケースに注意を払うようにしています。

- 患者本人に病名の告知をしなかった
- 家族が介護することができなかった

・家族自身が健康でなかった

「告知をしなかった」とは、多くは、〈本人が告知に耐えられないと判断された〉場合のことです。そして、家族が本人に正しい病名を告げることができずに、「嘘をついたままにしまった」「病気がないとだまして、検査だと嘘をついて、入院させてしまった」など、後悔するような状況が生じた場合です。

三つのケースそれぞれに、やむを得ない状況があってのことですが、遺族となった時点で、後悔がおしよせてくることがよくあります。その時、「しかたがなかったのよ」と、誰かが言ってくれるだけで、どれだけ慰められるかわかりません。できれば、その時の状況をよく知っている人であった方が、より深い慰めを与えることができます。

病院などでは患者が亡くなってしまうと、遺族に対しては「遺族の主治医」ではないので、残された家族への配慮《ケア》は不十分になることもあります。それでも、専門的な「遺族としてのケア」を受けるために受診する心療内科やカウンセリングよりも、状況をよく知っているという点で、適切なことばがけをしてもらえることもあります。おそらく、そのようなこともあって、葬儀と納骨が終了した頃に、病院へ菓子折りなどを持って挨拶に行かれる方が多いのだと思います。

今日、病名について未告知であることは、ほとんどなくなりました。一般に告知は、本人が比較的気力のある状態のうちに行いますので、死を目前にした臨死状態で行われることは、ほとんどありません。その時はすでに、あらためて病名を伝えるのが困難なことがほとんどです。しかし、本人は、検査と治療を繰り返し受けることによって、おのずと、自分の状態が悪いのではないかと感じていることがほとんどです。本人はうすうす全てをわかっているようだという認識を、介護の時点から、家族と医療者は共有しておくことが大切だと思います。そうすることで、後になって「最期まで嘘をついた」とか「だましてしまった」といった悔いはなくなります。

そのほかに、家族が介護できなかった場合ですが、それが家族の健康上の理由であった場合を含めて、できる範囲での配慮《ケア》をしていただくことが大切です。なぜなら、家族にしかできない配慮があるからです。たとえば、懐かしく思い出を語り合うこと、幸せな夫婦・親子でいられたことを本人とともに感謝することなどです。もちろん、家族が十分に介護できないことによる危険《リスク》があります。また、亡くなってから「私は何もしてあげられなかった」とか、「〜をしてあげればよかった」と後悔し、自分を責める方も時にはおられます。その家族ができること、できないことの限界を承知していただいた上で、代わりとなる訪問介護員（ヘルパー）の導入を検討することで、家族の精神的な負担、負い目を軽減させることが可能となり、悔いのない看取りを実現させることができるのです。

このように在宅医療では、患者さん本人だけではなく介護にあたる家族へも配慮《ケア》するよう心がけています。グリーフケアについて詳しくは、拙著『のこされた者として生きる――在宅医療、グリーフケアからの気付き』(いのちのことば社、二〇〇七年)をお読みください。

13　互いに癒される在宅医療をめざして

在宅医療では、生活の主体は生活者、すなわち自宅での最期を希望されるご本人です。高齢者自らが、家族の介助、地域の人やヘルパーさんなど周囲の手助けを受けつつ、医療をも含めた生活の中心に自分自身を置き、物の配置や時間配分もできる、それがあるべき在宅医療のあり方として私たち医療者がめざしているものです。本書を閉じるにあたって、私がめざす在宅医療についてお話ししたいと思います。

「気持ちがわかる」ことのリスク

他人の気持ちは、本当の意味ではだれも理解はできないものです。同じような境遇を持っていたり、似たような性格であった場合には、互いに共鳴したり、理解しあえたと感じられることがあります。たとえば、子育てに苦労し、お姑さんのことで苦労し、ついには夫の介護にも苦労し、抑うつの症状が出るようになった女性同士が出会えた時、その悩みを打ち明けあった時に、お互いのつらい気持ちが手にとるようにわかると感じることができます。その場合、「傾聴し」「共感する」という意味で話を聞きあうことは、とても意味があります。しかし、もしどちらかが、そのつらさを乗り越えて次の段階へ進もうとしている場合には、このような交流は当事者の気持ちの進展に対してブレーキになります。

「今のままでいい」と思うことは、どのような場合でも、初期段階では有益です。しかし、問題を解決しようとしていたり、次の段階に進もうとしている場合には注意が必要です。また、自分の中でまだ解決できていない課題が、相手の悩みの原因である場合には、相手の助けになれないばかりか、自分自身の気持ちを落ち込ませたり、無気力にさせてしまうこともあります。

私たちは、立場や状況が違うと理解してもらえないと感じるものです。そして、そのことに苦痛に感じます。医療の現場では、しばしば「子どもを産んだことにない助産師に診てもらいたくない」と言う妊婦さんや、「子育てをしたことがない小児科医に自分の子どもを診察してほしくない」と言う母親に出会うことはめずらしくありません。実際は、出産の経験がなくても優秀な助産師はたくさんおりますし、自分の子どもはいなくとも多くの患児から慕われている小児科医はたくさんいます。ただし、不思議とがんが進行している人で、末期がんを抱えている医師の診察を受けたいと言う人はほとんどいません。おそらく、これは、主治医や担当の看護師は元気で健康であってほしいと思っているからなのでしょう。

気持ちだけでも、理解できる場合、そこにはたくさんの良い可能性もあります。けれども、気持ちが落ち込んでいる人の話をよく理解できる人は、相手の話を聞ききる、まるごと受けとめることによって、いっしょに気持ちが落ち込んでしまうこともあります。その反対に、よくわからない、あるいは少しわからないところがあると感じるような人の方が、とことん相手の人と関わることができ、問題点を拾い上げて整理できることがあります。

傷ついた癒し人（wounded healer）という視点

私たち医療者は、生活者（患者）の生活の場における幸福の追求をめざしてきました。医療者たちが、自分たちのケアをあとまわしにしてきた結果、「訪問看護ステーションの所長を、一〇年間元気に続けることができた人は少数である」と言われるような現状を築いてしまいました。今日では医療者たち自身も、自分たちの癒しをあとまわしにしてはならない状況にあります。在宅医療に関わる医療者ですら癒されるべきであるということは、病院などにおいては、なおさらのことかもしれません。以前は、患者が元気になればスタッフも元気になり、患者の容態が急変すればスタッフも不快になると単純に思われていました。また、医療者たるもの、そう感じるべきであると教えられてきました。たしかに、患者さんからの感謝や、ご遺族からの慰めのことばは動機づけにもなり、またやりがいを育んでくれるものであります。しかし、私たち医療者は患者さんの状態いかんによるのではなく、患者と医療者をとりまく状況によって快・不快、喜び・苦しみを感じているのです。

「病むことの意味」「生きることの意味」「働くことの意味」を、私たち医療者も単に頭でだけ考えてきたところがあります。しかし、真に自分が癒されるためには、多くの教訓も、胸に落ち、腹にはまらなければなりません。すなわち、傷ついた癒し人を癒すのは同様に傷ついてきた〈癒し人〉、看護師を癒せるのは同僚であるチームの看護師であるのです。各自の思い・思い出・「ものがたり」と「信念」を共有し、あたらしいチームとしての「ものがたり」をともに創ることに私たち医療者の癒しと成長があります。

私たち、すなわち医療者と介護者のチームは癒し手の集団です。癒し手の集団の交わりには、そこに来る魂を癒す力があります。在宅医療介護チームの中にまきこまれることにより、受け入れられたり配慮されたりする中で、この〈癒し人による癒し〉を感じる人も多くあります。愛する人を介護する家族も、介護を通してともに癒される必要があるのです。

医療者が家族にいる場合の配慮

病院のベテラン看護師が実の母親を自宅でケアすることはしばしばあります。また、看護師が家族にいる場合、親族はついつい頼りにしてしまうものです。そのような期待が重すぎると感じる医療者も少なくはありません。以前は、とくに「お嫁さん」の立場であれば、すべてを任されてしまうのではないかという不安に、押しつぶされそうになっている人をしばしば見かけました。最近はライフスタイルの変化もあり、過度の負担を強いられることも減って、このような気の毒なお嫁さんはあまり見かけなくなりました。誠実で、まじめで、愛されて育った娘さんであっても、看護師の視点と娘としての気持ちのはざまに苦しむことはめずらしくありません。このような複雑な気持ちを理解できるのは、医療者だけになりますので、私たち男性医療者も積極的に関わらねばならないことも多くあります。

ある大阪出身の看護師長さんは、入院中は母親に標準語で声をかけていましたが、自宅に帰ると大阪弁で会話をしていました。そこで私たちは、自宅で介護するときには大阪弁で話すよう彼女にすすめました。このように、介護の基本や注意点を思い出しつつ介護することも大切ですが、相手の方との思い出をたくさん思い浮かべつつ介護することが、いきいきと介護するコツです。大阪のお母さんは娘さんの声かけに、最期まで笑顔を絶やすことなく、娘さんの家でお孫さんたちにも愛されつつ、人生をまっとうされました。看護師である娘さん夫妻のケアを喜んで受け入れたお母さんの心の姿勢が、家族を満足な看取りと幸せに導いたのだと私は思っています。

癒し合える医療チームを作る五つのステップ

看取りまでの現場では、患者さんを見守る家族・介護者・医療者は、次の五つのステップをふみつつ、互いに癒し合える集団としてのチームを形成します。私はこれまでお話ししてきましたように、地域全体としてケアにあたること、患者（生活者）と家族、医療者の良好な関係を築くことによって、互いに癒し合うことができると信じています。

（1）気づき（Awareness）

家族が介護する中で気づくことと、医療者が診察したり、観察したりする中から得られる情報があります。さらに、訪問看護やケアマネージャーの介護プラン作成など、実際の関わりからも得られる気づきもあります。これらの気づきを明確にすることが、第一段階です。看護師は、この第一段階「気づき」のプロです。そして看護師は、患者（生活者）・介護者・医療者のチームにおける調整役、コーディネーターと言えるでしょう。

（2）患者と患者を支える仲間との共有（Harmony）

第一段階で得られた、さまざまな気づきを共有する段階です。訪問時には、家族が持っている情報と医療者の診察や観察からの情報を共有化します。また、医療機関同士であれば、電話やファックス、Eメールなどで交流し、連携します。これらの情報を共有することでつくりだされた新たな視点から、さらなる気づきを見つけていきます。

同時に、家族・介護チーム・医療チームとの間での受容や共有を行うことで、私たちは共同作業をしていることに気づくことが大切です。やがて死を迎えようとしている患者に対して、皆が同じ方向を向いていることを確認する段階でもあります。その時に大切なのは、互いの死生観を認められなかったり、気づきの相違がある場合に、できるだけ、議論したり、説得したりしないようにすることです。チーム一人ひとりの死生観は違います。医療者、看護師としての経験からだけでなく、人生の経験からも「死」についてそれぞれの感じ方が異なり、看護師間でも意見が違うこともあります。それらを認め合う。こうした共有と受容の結果、看護師が看護師を癒す環境ができあがります。その癒しに影響される形でその次の段階として、周囲の医療者・介護者が癒しの環境を得られるようになります。それらの結果、医療介護チーム全体の気づきを深めることになります。

（3）エンディングエピソード（Ending episode）

臨終が近づく頃、愛する家族が間もなく亡くなると感じ、見守る家族に「予期悲嘆」等、強い悲しみが生じることがあります。こうした悲しみを経験することによって、患者が亡くなるまでの期間に自分たちが何をすべきかを考え、準備することが可能になります。患者さん本人にも予期悲嘆が生じ、悲しみつつも、最期の時を充実して過ごす決意を固め、そのための協力を周囲に頼む人も多くあります。

患者さんを見送った後には、患者さんの最期の時と家族の気持ちや、家族と医療者がともに作りあげた「ものがたり」と、そしてご本人と医療者がともに築きあげた「ものがたり」を確認します。自宅での介護中の出来事や状態の変化に立ち会った時のエピソード、家族が亡くなって感じたことを看護師など医療者に共感しながら聞いてもらうこと（傾聴）が、遺族となった家族自身のグリーフケアとなります。自分の嘆きを受け入れるためには、その嘆きを認めてくれる人が必要なのです。よりよい看取りと、よい喪の悲しみ、グリーフケアをともに体験する「エンディングエピソード」という段階です。そこで、本人と家族が織りなす思い出の「ものがたり」の中に、今なすべきことを医療者と介護者が提案したり、協力することが可能になるのです。

(4)認め合う(Acknowledgement)

人を看取るということは、ストレスから解放されることでもあります。家族や医療者自身が、ストレスからの開放感、看取りの満足感・達成感、または反省点など、自分の感じたことを、自分自身でまず受け入れる。そして、家族・介護者、医療者チーム・介護者チームの中でお互いに認め合います。そのようにして患者が亡くなった後、家族は患者がいなくなったことを徐々に味わっていくことになります。

このように家族と医療者で患者が亡くなったことを実感したり、チーム同士でよい看取りであったことを認め合ったり、自分が自分の行為を受け入れるという、「認め合う」段階です。

(5)次のステップへ進む(Direction)

家族の満足に私たち医療者も満足。家族の達成感に私たちにも達成感が芽生えてきます。家族が次のステップに向かう気持ちは、人生の再スタートであったり、私たち医療者の場合は、看護師・医療者としての経験として成長を支える手ごたえ、あるいは新たな患者さんに向かう気持ちであったりします。このようにして、どこかで心のギアチェンジを図ることで、チームとなって一人の人を見送った、家族の方々も介護者・医療者もともに、それぞれ次へ向かって歩み出すことができると考えています。

家族にとっては、大切な人の一度きりの死ですが、私たち医療者にとっては、それが日々の出来事でもあります。こうした〈喪失体験の共有〉を繰り返すことで、医療者・介護者の間で死生観の共有化や受容化が図られ、お互いを癒す環境のベースが生まれます。五つのステップを経た医療者・介護者が他の医療者・介護者を癒し慰めることができるようになります。そのような積み重ねが、在宅医療における「癒しのサイクル」を生み出す土壌を育むと私は感じています。

権利としての医療ではない「存在医療」

在宅医療に関わる人々は、とても純粋で誠実な人たちです。多少の無理は承知して、損することも厭わない人がほとんどです。また、自宅で医療を受けられた患者さんのほとんどはそのことを心から喜ばれました。地域との連携と、家族・介護者・医療者によるチームという絆の中で在宅医療を始めることによって、患者自身の生活の場における幸福が実現されるのです。

このような、国民が受けられるべき当然の権利として「福祉の視点から」医療を再構築するためには、現時点では医師不足と看護師不足が切実な問題としてあります。私はこうした、「あたりまえの医療」が行われていないことに問題意識を持ち、〈二四時間三六五日あたりまえの医療を受ける権利〉を国民が持つべきであると主張してきました。私たち医療者のこうした主張は受け入れられても、国の財政上における「介護費・医療費の適正な増加」や「医師不足の解消」は行われてきませんでした。

そのため現状では、医療者を「完全無欠な奴隷」にするほかありません。〈医師は聖職であるから、いつでもどこでも呼び出されたら、それに応じなくてはならない〉と、医療者の心構えを若手医師に説いたところで、「そういう先生方も、過労で倒れているではないですか」と反論されてしまえば、返すことばもない、という状態です。

また、在宅医療を自分の使命として取り組む医療者が全国各地にいるわけではありません。地域ごとの医療情勢の違いが、地域格差を生じています。このことも、住民の権利として十分な在宅医療を受けることができない原因となっています。

このような現状から、多少の無理や多少のがまんを患者さんや家族に強いる場面があるかもしれません。そうしたことを理解をもって受け入れることができない場合には、現時点においては残念ながら、在宅医療を提供することが困難になるかもしれません。それぞれの地域によって、できること、できないことがあります。大学病院が近ければ、条件と連携によっては、大学病院に緊急入院することも可能でしょう。しかし、近くに急性期病院がない地域では、入院や精密検査を受けるべき人であっても、遠方の病院へ行く必要が出てくるなど、そのほかの困難もあります。それでも、自宅で人生を終えたいと思い定めた方とともに、医療者が己の良心をかけ、存在をかけて医療を展開しているのが在宅医療です。

家族にとっての「よい看取り（Good death）」とは、「最期まで家にいたい」など本人の気持ちに沿ったものであったと家族も満足することができた看取りと言うことができるでしょう。私たち医療者にとっての「よい看取り（Good death）」とは、患者さんがそれまでの生き方も含めて、その人の人生の幕の引き方を納得して選択した形で迎えることのできる〈死〉です。

患者さんも家族も、介護者も医療者も、ともに互いの幸せを望み、互いに癒し合える関係である時、互いの存在を心から喜び合える時、私は在宅医療を「存在医療」と呼ぶことができると思っています。

注

（1）村田久行「生涯教育シリーズ　ホスピスケア（6）スピリチュアルケアの理念と実際」『月刊ナーシング』二〇〇四年九月号（24-10）七二―七九頁、学習研究社。

（2）Health is a **dynamic** state of complete physical, mental, **spiritual** and social well-being and not merely the absence of disease or infirmity.

（3）エリザベス・キューブラー・ロス『死ぬ瞬間――死とその過程について』鈴木晶訳、中公文庫、二〇〇一年。

（4）羽仁もと子『羽仁もと子著作集20　自由・協力・愛』婦人之友社、一九六三年、三五六―三五八頁。

（5）H. M. Chochinov *et al.*, Dignity in the terminally ill: a cross-sectional, cohort study. *Lancet.* 2002 Dec 21-28; 360 (9350): 2026-30. 邦訳『ディグニティセラピー――最後の言葉、最後の日々』森康永・奥野光訳、北大路書房、二〇一三年。

（6）Tom A. Hutchinson (ed.), *Whole Person Care: A New Paradigm for the 21st Century*, Springer, 2011.

（7）'You matter because you are you. You matter to the last moment of your life, and we will do all we can not only to help you die peacefully, but also to live until you die'. (C. Saunders, Care of the dying: 1. The problem of euthanasia. *Nurs Times.* 1976 Jul 1; 72 (26): 1003-5.)

（8）T. Greenhalgh, B. Hurwitz, *Narrative Based Medicine: Dialogue and Discourse in Clinical practice*, London: BMJ Books, 1998. 邦訳『ナラティブ・ベイスト・メディスン――臨床における物語りと対話』斉藤清二・山本和利・岸本寛史訳、金剛出版、二〇〇一年。

（9）森清「『生きる力』と『ひとつの全体』――在宅の祈り」『日本在宅医学会』第一一巻二号、一九二―二一七頁。齋藤清二・岸本寛史『ナラティブ・ベイスト・メディスンの実践』金剛出版、二〇〇三年。

（10）東京都東大和市ホームページ　http://www.city.higashiyamato.lg.jp/index.cfm/32,52481,341,html（2014/12/22アクセス）

（11）ジークムント・フロイト「悲哀（喪）とメランコリー」『フロイト著作集6――自我論・不安本能論』井村恒郎訳、人文書院、一九七〇年。

（12）P. Hughes, P. Turton, E. Hopper, C. D. Evans: Assessment of guidelines for good practice in psychosocial care of mothers after stillbirth: a cohort study. *Lancet.* 2002 Jul 13; 360 (9327): 114-8. 死産を体験された母親のうち、胎児の遺体を見た母親と、見なかった母親とでは、見た母親の方に心的外傷後ストレス障害（ＰＴＳＤ）が多かったという報告。

（13）同上

（14）K. Shear, E. Frank, P.R. Houck, C.F. Reynolds, *Treatment of Complicated Grief: A Randomized Controlled Trial.* JAMA 2005; 293: 2601-2608.

参考文献

浦河べてるの家『べてるの家の「当事者研究」』（シリーズ ケアをひらく）医学書院、二〇〇五年。

小澤竹俊『医療者のための実践スピリチュアルケア――苦しむ患者さんから逃げない！』日本医事新報社、二〇〇八年。

香山リカ『「看取り」の作法』祥伝社新書、二〇一一年。

久野牧『講解説教――ヤコブの手紙』一麦出版社、一九九八年。

渡辺和子『面倒だから、しよう』幻冬舎、二〇一三年。

おわりに

私たちが人生の終末期に覚える不安や、加齢や病気に伴って生じるせん妄などの症状は、どうしても否定的なイメージのあるものです。このような不安や症状を、もし前向きにとらえ直すことできれば、私たちは「老いること」に意味を与えることができます。「不安力」「せん妄力」というものがもしあれば、どれだけ私たちを慰め助けてくれることになるでしょう。その他の幻覚や徘徊といった症状も、単に否定的な意味だけではなく、防衛反応として捉えたり、意味づけができると考える試みもあります。将来、私たちはもっと夢を持って年を重ねることができると思われます。

本書は、死の不安に向き合い、ご自分の力でケアしていただくために、「セルフ・スピリチュアルケア入門」と名づけました。お読みになった方は気づかれることと思いますが、一人で悶々と行う作業だけでは十分に自分自身をケアすることはできません。多くの人を巻き込み、助けてもらうことが大切です。

よき助け手を得てさまざまなケアを受けることによって、ほとんどの問題は解決の糸口を見出すことができます。また、ご自分のまわりにおられる認知症のある方、一人暮らしの方、家族との関係に悩む方を配慮《ケア》すること、助け手となることによって、癒されていく自分を発見されることでしょう。本書に記したヒントをてがかりに、よき助け手と出会い、気持ちを引き上げていただけたらと願います。

私は訪問診療に携わる者として、患者さん一人ひとりに十分な時間をかけてお話を聞ききることも、語りかけることもできないことに、悩みを感じることがありました。しかし、これは主治医だけの役目ではなく、患者さんの周囲にいるすべての方の役割なのだと思うようになりました。

いまでこそ総合的な医療事業体の中で、私の携わる地域包括支援をふくむ在宅医療に関わる複数の診療所・事業所は安定的な経営が可能となりましたが、介護保険施行前には在宅医療が赤字部門だった時代もあります。

数十年前は、寝たきりの患者さんが診療を受けに来られず、薬だけを家族が取りに来るということがありました。見かねた看護師長さんが毎晩のように、勤務後そのような患者さんたちのお宅を訪問し、翌日主治医に報告していました。やがて主治医も状況を理解すると、患者さんを心配して定期的に往診を行うようになりました。当時の往診は赤字部門でしたので、事務長の目を盗んで、昼休みや夕方に往診していたと先輩医師たちから聞いています。訪問看護が保険適応となるずっと以前、まだ過労死ということばもなかった頃のことです。

私の祖父は開業医でした。自分自身が肺炎を患っているにも拘わらず、求められるままに往診を重ね、若くして亡くなりました。当時は過労を美化する風潮もありましたが、やはり遺族にとっては慰めにはなりませんでした。私が祖父の年齢を無事に超えることができたのは、ケアマネージャーや看護師など、多くの支えがあったからです。

一九六九（昭和四四）年に東京の美濃部亮吉都政において、医師が患者の自宅で健康診断を行う際に看護師を帯同することが正式に認められ、その後保険が適用されるようになり、一九九〇年頃には訪問看護についても法整備されるようになりました。二〇〇〇年四月から介護保険制度が始まり、ケアマネージャーという職種が誕生しました。そして二一世紀に入り、日本に緩和医療や在宅医療の視点が定着してきたように感じます。ここまでともに努力してこられた第一世代の「人権擁護型在宅医療」に携わられた多くの先輩たちが天に召され、当時の苦労話も、第二世代である私たちが語り伝えなければならなくなりました。私たちは「介護保険適応型ならびにハイテク在宅医療」の定着に努めてきましたが、第一世代とともに「法律はあとからついてくる。法律違反でなければ、よい医療はどんどんしよう」と本気で思っていました。

そのような思いは、おそらく私たちの世代までだと思います。

今は、よい制度ができ、遵法精神が何よりも強く求められています。法律に守られていることの不自由さを感じつつも、ここ数十年の在宅医療・緩和医療の発展と定着化（土着化と法整備）に、誇らしさを感じます。これからの課題は、次の世代の医療者と広く国民が議論して発展させるべきものばかりです。

終末期の不安を持つ方ばかりでなく、障害を持つ方、マイノリティーと言われる方にとって、前向きに生きる知恵が集まる場となることが期待されるのは、地域にある「カフェ」です。これからは、サロンや集会所のほかに、教会や寺院でも、広くこうした交流の場が開かれるようになることを期待します。そして、将来の互助、まちづくり・国づくりのために必要な視点の一つとして、私は〈セルフ・スピリチュアルケア〉を提案いたします。本書が、そうした取り組みの手がかりの一つになることを期待しています。

自分を振り返り、自分の考えや思いをまとめる道具として、試作の段階ではありますが自作の「セルフ・スピリチュアル・ノート」とともに、村山大和診療所師長の渡邉美華氏作の「Ending Note（エンディング・ノート）」（短縮版）を巻末に収録いたしました。

これらのノート作成の作業をまじめに行うには体力がいります。比較的体力のある、スピリチュアルペインがまだ深刻でないと思える時に準備すべき内容がほとんどかもしれません。ただし、体調が悪い時や最期の時にこそ、自分自身を振り返り、新しい気づきを得ることには大きな意味があります。

ノートを作成される方が無理をされないよう時間をかけて、適宜ご自分のやりやすい形にアレンジして活用いただければ幸いです。そして、ご自身の心にある「感謝力」を引き出し、気持ちを引き上げていただけることを願っています。

本書の執筆にあたり、私は自らの歩みを振り返ります時に、多くの恵みに気づくことができました。私の活動は、愛する妻ハニー久美子の祈りと支えにより完成されたものです。家族に深く感謝いたします。また、医師として、多くの出会いがありましたことに心から感謝しております。本書は、多くの患者さんやスタッフとの会話から生まれました。特に渡邉美華師長にはいつもよき相談相手となっていただき、スタッフの癒しについてのアイディアをいただきました。また、ご好意により「Ending Note」を収録させていただきましたことを、心から感謝いたします。本書の作成の際、教文館出版部倉澤智子氏にお世話になりました。

本書が、みなさまのセルフ・スピリチュアルケアの一助となれば幸いです。

二〇一五年一月一五日

森　清

♦ セルフ・スピリチュアル・ノート ♦

ノートの作り方

① ノートを1冊用意してください。
② 設問にしたがって答えを書きましょう。
③ 思いつく答えをすべてリストアップしましょう。
④ 答えがないときは「なし」と書きましょう。
⑤ 後から書き加えられるようにすることが大切です。
十分な余白をつくって、答えを書きましょう。
⑥ あせらず、ゆっくりと数日をかけて完成させましょう。

＊ 質問の後の（☞ ）マークは本書の参照頁です。

〈問１〉次の４つの質問に答えてください。（☞ 63-72 頁）

① いま気にかかっていることは何ですか？

② いままでの人生で一番幸せだと感じたことは何ですか？

③ あなたが大切に思っていることは何ですか？

④ いまやりたいことは何ですか？
（食べたいもの、行きたい場所など）

〈問２〉問１の答えを振り返り、何か自分について新しい発見をしましたか？
自分の人生のキーワードがありましたか？

〈問３〉女／男、妻／夫、母／父、社会人として、何を大切にしてきましたか？

〈問４〉楽しかったこと、幸せだったことを、100 個以上あげてみましょう。

＊これはあなたの幸せ体験です。「幸せと感謝のリスト」として大切にしましょう。

〈問５〉自分に心の痛み（スピリチュアルペイン）はありますか？（不安、孤独、不満、不条理、後悔、ゆるしてほしいなど）

〈問６〉問５であげた痛み（ペイン）を受け入れることができていますか？　あてはまる番号をペインの横に書きましょう。 （☞ 26-30 頁）

① そんなはずはない、納得できない
② 怒りを感じる（病気に、だれかに）
③ 何かをすれば痛みから解放されると思う
④ 何も考えられない、何もしたくない
⑤ 受け入れている（あきらめた、納得した）

〈問7〉問5の痛み（ペイン）の中で、「これは自分にとって意味があった」「逆によかった」と感じることはありますか？　（☞39-40頁）

＊地域のサロンやカフェで気持ちの変化を話して、さまざまな痛みを持つ人を励ましてください。

〈問8〉やり残したことはありますか？

〈問9〉問5の「痛み（ペイン）」と、問8の「やり残したこと」は、下のA・B・Cのうち、どれにあてはまりますか？　A・B・Cを書き込みましょう。ひとつに絞れない場合は、あてはまるものをすべて記入してください。

A．自分で解決できそうなもの
（これからやりたい、できると思うもの）
B．誰かにまかせようと思うもの
C．自分ではどうしようもないと思うもの

〈問 10〉問５「痛み（ペイン）」と、問４「幸せと感謝のリスト」を理解し、共感してもらえると感じる人はだれですか？（担当の医師、ケアマネージャー、ヘルパー、役所の担当者でもかまいません）

〈問 11〉問４「幸せと感謝のリスト」をゆっくり読み返しましょう。とくに感謝すべきもの、幸せと感じるものを５つ選ぶとしたら、どれですか。

◆このノートについて◆

・書き終えたら、ケアマネージャーや家族などの信頼できる人に見てもらいましょう。
・定期的にノートの質問とあなたの答えを振り返り、リストに加筆・修正しましょう。
・自分自身の変化や成長に気づいたら、問４の「幸せと感謝のリスト」に書き加えましょう。

エンディング・ノート

ENDING NOTE

誰かに伝えたい
誰かに残したい

あなたのために
私のために

氏　　名：＿＿＿＿＿＿＿＿＿＿＿＿＿＿
保管場所：
引 継 者：
引継日時：　　　年　　月　　日（　　）
　　　　　　　　　　時　　分

1）あなたのプロフィール

① 氏名とふりがな

② 生年月日

③ 出身地（本籍地）

④ 現住所

住所／電話番号

＊居住年数も（いつから何年間）

2）緊急連絡先

① 家族・親族／後見人

氏名、住所、電話番号、Ｅメール

勤務先の連絡先

② かかりつけの医師について

氏名、病院名、電話番号、連絡手段

③ ケアマネージャーについて

氏名、居宅介護支援事業所名、連絡先

④ ヘルパーについて

氏名、訪問看護ステーション名、連絡先

⑤ 役所の担当者（決まっていれば）

3）最期のこと

◆食事がとれなくなったら（どれかを選んで明記する）

① 点滴を希望する。

② CV ポートを作る（太い血管に点滴を行える場所を作り高カロリーの輸液をいれる）。

③ 胃ろうを作る（胃に穴をあけ管を通しダイレクトに食事を注入する）。

④ 特別な処置をせず自然な形のままで。食べられる量で。

◆延命処置について

① 人工呼吸器の装着　　する／しない

② 心臓マッサージ　　する／しない

◆脳死と診断されたとき

臓器提供　　する／しない

（臓器提供を望む場合）

① 角膜移植 アイバンク登録　有／無

② 臓器移植

ドナーカード　有／無（有なら保管場所）

希望部位　　有／無

4）残った財産のこと

① 遺言書があれば、保管場所（管理者氏名）

② 寄付の希望があれば、寄付先

③ 後見人制度を利用していれば、後見人氏名

④ 弁護士・管理者があれば、氏名と連絡先

5）相続または解約手続きをお願いすべきこと

① 銀行口座
（銀行名／支店名／種類／口座番号／カードの有無／届け出印の有無）

② 印鑑

③ 株式・有価証券 / 国債・投資信託会員権
（会社名／名義人／種類／評価額／株数）

④ 年金・保険

⑤ クレジットカード

⑥ ローン　　　　　　　　　　など

6）これまでのあゆみ

① 学校のこと（学校名／入学・卒業年月）

② 仕事（会社名／所属／入退社の年月日）

③ 資格・免許（種類／取得年月日）

④ 記念日（結婚／家族・友人の誕生日など）

7）あなたの人生について

Ｑ１　もっとも思い出に残るできごとは何ですか？

Ｑ２　人生において何を学びましたか？

Ｑ３　あなたについて家族に覚えておいてほしいことは何ですか？

Ｑ４　伝えておきたいメッセージはありますか？
誰に／何を

Ｑ５　どのように自分を送ってほしいですか？

著者紹介

森　清（もり・きよし）

1987年北海道大学医学部卒業。沖縄県立中部病院卒後医学臨床研修修了。北海道大学医学部大学院後期課程修了（医学博士）。ハーバード大学医学部ダナ・ファーバー癌研究所フェロー、旭川厚生病院、神谷病院（苫小牧）、キリスト者学生会（KGK）理事、自由学園ならびに東京基督教大学学校医、順天堂大学医学部血液内科などを経て、現在、社会医療法人財団大和会理事（在宅サポートセンター担当）。

日本在宅医療連合学会在宅医療専門医、日本血液学会血液学専門医、日本緩和医療学会暫定指導医。日本在宅医療連合学会理事を務める。

著　書『のこされた者として生きる――在宅医療、グリーフケアからの気付き』（いのちのことば社、2007年）、『カンファレンスで学ぶ多職種で支える一人暮らしの在宅ケア』（編著、南山堂、2019年）、『ひとりでも最後まで自宅で』（教文館、2019年）ほか。

自分らしい最期を生きる――セルフ・スピリチュアルケア入門

2015年2月20日　初版発行
2019年9月10日　3版発行

著　者　森　　清
発行者　渡部　満
発行所　株式会社　教文館
〒104-0061 東京都中央区銀座4-5-1
電話 03(3561)5549　FAX 03(5250)5107
URL　http://www.kyobunkwan.co.jp/publishing/

印刷所　モリモト印刷株式会社

配給元　日キ販　〒162-0814 東京都新宿区新小川町9-1
電話 03(3260)5670　FAX 03(3260)5637

ISBN　978-4-7642-6456-4　Printed in Japan